효소는 건강의 시작

Enzyme, the Beginning of Health

신현재 · 김장환

이채

이 도서의 국립중앙도서관 출판예정도서목록(CIP)은 서지정보유통지원시스템 홈페이지
(http://seoji.nl.go.kr)와 국가자료공동목록시스템(http://www.nl.go.kr/kolisnet)에서 이용하실 수 있습니다.
(CIP제어번호:CIP2017023167)

효소는 건강의 시작(Enzyme, the Beginning of Health)

●

초판 1쇄 발행 / 2012년 7월 27일
개정판 1쇄 발행 / 2017년 9월 29일

지은이 / 신현재·김장환
펴낸이 / 한혜경
펴낸곳 / 도서출판 異彩(이채)
주소 / 06072 서울특별시 강남구 영동대로 721, 1110호
        (청담동, 리버뷰 오피스텔)
출판등록 / 1997년 5월 12일 제 16-1465호
전화 / 02)511-1891
팩스 / 02)511-1244
e-mail / yiche7@hanmail.net
ⓒ 신현재·김장환, 2012

ISBN 979-11-85788-14-2 93510

뭐니 뭐니 해도 평생을 건강하게 사는 것이 삶에서 가
장 큰 행복입니다. 단순히 장수하는 것도 행복이라지
만, 건강하지 않은 장수는 결코 행복이 아닙니다. 여기
에 행복의 길이 있습니다. 효소(enzyme)는 평생을 건
강하고 힘차게 살아갈 수 있도록 도움을 주는 최고의
행복파트너입니다. 옛말에 밥이 보약이라고 합니다.
하지만 밥을 보약으로 만들거나 또는 몸속의 부담스러
운 노폐물로 만드는 기준은 바로 효소입니다. 사람은
누구나 각자가 섭취하는 음식에 의하여 몸이 만들어져
갑니다(You are what you eat). 내가 먹은 음식으로 인
하여 지금의 내가 만들어졌고, 앞으로 내가 섭취할 음
식으로 인하여 나의 신체가 만들어져 갈 것입니다.

이러한 모든 경이로운 일들의 매 순간 효소가 작용

하고 있습니다. 가장 젊은 날의 에너지가 넘치는 나의 모습을 찾아볼 수 있는 힌트를 효소에서 발견하기를 희망합니다. 이 작은 책을 시작으로 건강의 핵심인 효소와 좋은 인연이 계속되기를 바랍니다. 또한 효소를 가까이하며 평생을 건강한 청춘으로 살아가기를 소망합니다.

2012년 6월

신현재·김장환

개정판 머리말

1판을 출간하고 5년이라는 시간이 흘렀습니다.

　일부 내용의 오류를 수정하고 최근 미용에 대한 관심의 증대에 발맞추어 효소를 이용한 피부건강, 모발건강, 네일건강 등에 관련된 최신의 내용을 추가하였습니다. 독자 여러분의 성원에 감사드립니다.

2017년 9월

신현재·김장환

목차

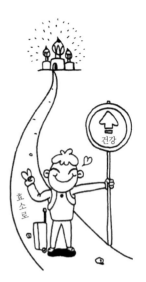

2부 효소 심화

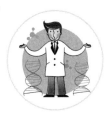

3부 실생활에 필요한 효소 정보

1부

·

효소 요약

Enzyme, the Beginning of Health

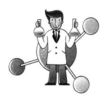

효소박사와
효소장인의

행복한
효소 이야기

1. 왜 효소인가?

이 질문에 답하려면 생명과 관련된 이야기부터 시작해야 할 것 같다. 지구상에 생명이 탄생한 것은 40억 년 전쯤 된다고 알려져 있다. 그 시절의 지구에는 물고기도, 플랑크톤도 없는 '원시국물(혹은 수프)' 상태였다고 할 수 있다. 바닷물에는 여러 가지 물질이 녹아 있어 천둥번개가 치면 어떤 종류의 화학 변화가 일어났을 것이다. 이와 같은 죽음의 바다에 마침내 단백질이 태어난다. 이 단백질이 자기복제능력, 즉 자기를 카피(copy)하는 능력을 갖게 되었을 때 생명의 원형이 탄생했을 것이라고 생각하고 있다. 단백질의 자기복제능력이야말로 효소가 수행한 최초의 작업이었던 것이다. 그 후 생명은 오랜 시간에 걸쳐서 진화하고 복잡성을 더해 왔다. 그러나 생명활동의 기본은 식물도 동물도

변함없이 섭취하는 영양을 생명에너지로 변화시키면서 자기의 카피, 즉 자손을 만들어 가는 것이다.

생명에너지라고 하면 신비하게 들리지만, 환원론적 시각에서 보면 실제로는 탄수화물이나 지방, 단백질에 나타나는 화학적인 반응에 불과하다. 그 화학반응의 총합이 생명 그 자체이다. 생명이라고 하는 현상을 계속 추구해 가면 밑도 끝도 없는 이야기가 되지만, 결국은 영양소의 화학반응에 도달하게 된다. 우리들의 몸은 생명을 위한 이른바 생물의 화학공장이다.

왜 이런 이야기를 하는가 하면, 그런 화학반응을 원활하게 이끌어 가는 것이 다름 아닌 **효소**이기 때문이다. 만일 우리 몸에 효소가 없다면, 체내의 생화학반응은 멈추게 되고 우리는 한순간도 살아 있을 수 없다. 따라서 건강이란, 그 화학공장의 작업이 순조롭게 이루어지고 있는 현상이다. 그러기 위해서는 여러 가지 효소가 그들의 각자 맡은 역할을 충실하게 이룰 필요가 있다. 지금 이 순간 효소가 없다면 이 글도 쓸 수 없었을 것이다.

효소는 단백질의 일종이다. 근육이나 장기, 손톱, 머

리카락 등 우리 몸은 단백질로 이루어져 있지만, 그와 같은 보통 단백질과 다른 것은, 효소에는 '활성중심'이라고 하는 위치가 있고, 거기에 다른 물질을 붙잡아 분해, 합성 등의 화학반응을 일으키는 이상한 힘이 있다. 이와 같은 역할을 하는 물질을 '**촉매**'라고 말한다.

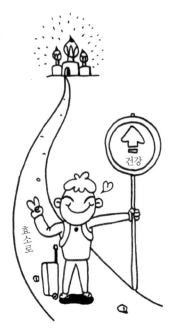

〈그림 1〉 효소는 건강으로 가는 첫 번째 길

그러나 효소는 같은 촉매라도 생명의 생존에 적합한 상온일 때 가장 활성이 높고, 온도가 지나치게 높아지면 변질하여 활성을 잃어버리게 된다. 효소에는 또 특이한 성질이 있어서, 한 종류의 효소는 어느 특정한 물질에만 작용을 한다. 아밀라아제(amylase)는 탄수화물인 전분에만 작용하고, 프로테아제(protease)는 단백질에만 작용하도록 되어 있어서 어떤 일이 있어도 아밀라아제가 단백질이나 지방을 분해할 수 없다.

효소는 생명의 불꽃

우리 몸에 몇 만, 또는 몇 십만 종류의 효소가 존재하지만, 그들이 각각 자기의 직분을 충실히 지키고 거기에 따라 정돈된 생명활동을 이루어 가고 있다. 우리들의 건강은 눈에 보이지 않는 이 작은 물질들에 의하여 지탱되고 있다.

효소는 유전자의 정보로부터 만들어진다. 유전자의 본체인 DNA는 생명의 설계도라고 말할 수 있다. 우리들의 몸은 이러한 DNA가 만들어 낸 다양한 효소에 의해서 정확하게 조절되고 유지된다. 사람의 몸에는 현재 알려진 것만으로도 수천 종류 이상의 효소가 존재하고 있다. 만일 이들 효소가 없다면 사람은 생존할 수가 없다. 아무리 잘 먹고 많이 먹어도 소화 흡수가 안되고, 영양의 저장도 할 수 없게 된다. 근육이 움직이지 않고, 뇌도 정상적으로 활동할 수 없게 된다. 해독작용도 일어나지 않으며, 몸에는 노폐물이나 이물질이 계속 쌓일 것이다. 무엇보다도 그 이전에 심장이 멈추고말 것이다. 인간은 물론 모든 생물은 효소의 역할이 없으면 한순간도 살아 있을 수가 없다. 한 마디로 **효소는 생명의 본질 그 자체**이다. 그래서 효소를 '**생명의 불꽃**(the spark of life)'이라고 하지 않던가!

생명력이라고 하는 말이 있다. '이 식물은 왕성한 생명력이 있다'든가, '생명력이 강하기 때문에 환자가 질병을 이겨낼 수 있었다'는 등의 표현이 있는데, 실제로 생명력이란 무엇인가?

동물이나 식물의 '생명활동의 원천'을 더듬어 조사해 보아도 생명력이라고 부를 만한 특별한 에너지는 밝혀진 것이 없다. 생명활동의 밑바탕에는 오직 효소가 있을 뿐이다. 생명을 지탱하고 있는 힘이 효소의 역할 때문이라는 것은, 오늘날 생명과학의 정설이 되어 있다.

날콩과 삶은 콩을 비교해 보면 조금 더 자명해진다. 날콩을 삶아서 삶은 콩이 되면 실제 영양분의 차이는 거의 없다. 그러나 효소는 열에 무척 약하므로 삶은 콩에는 효소가 거의 남아 있지 않다. 효소가 살아 있는 날콩을 땅에 심으면 싹이 나지만, 삶은 콩을 땅에 심으면 그냥 썩을 뿐이다.

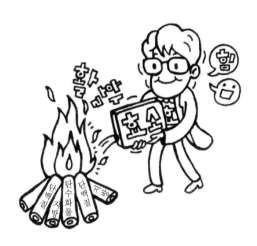

〈그림 2〉 효소는 생명의 불꽃

옛날 사람들이 목숨 또는 생명이라고 말하는 것의 정체는, 실제로 효소를 가리키는 것이었다. 생명화학 최후의 수수께끼라고 알려질 정도로, 우리는 효소가 관여하는 생명의 역할에 대해서는 너무나 많은 것을 모르고 있다. 백 년 혹은 천 년 후가 될지 알 수 없지만, 그 수수께끼가 완전히 해명되었을 때 인류는 생명의 비밀을 손에 넣게 될 것이다. 어쨌든 우리를 가장 흥미롭게 하는 것은, 어떻게 해서 생명의 근원인 효소의 힘을 빌려 건강하게 살 수 있을까 하는 문제이다.

효소는 소화기계 질환에 효과적

건강 문제에 관심이 있는 사람들이라면, 효소가 요즘 크게 각광 받고 있다는 사실을 알고 있을 것이다. 분명히 효소는 전신의 건강, 그중에도 소화기계의 병에 절대적인 힘을 발휘한다는 것을 잘 알고 있다.

원래 효소는 사람이 섭취하는 많은 식품 속에서도 찾아볼 수 있다. 자연 상태에서 금방 채취한 익히지 않은 음식이나, 오염되지 않은 발효식품 등을 섭취한다면 미량이나마 식품에 함유되어 있는 효소를 이용할 수 있다고 볼 수 있다. 그동안 미량이나마 섭취할 수 있었던 것이, 현대인의 경우 급격한 식생활의 변화로 인해 식품효소가 극단적으로 부족한 식품을 섭취하고 있는 형편이며, 이렇게 섭취한 음식 등은 그 자체로 오히려 몸에 부담을 주어 여러 가지 병의 원인이 된다고 추측된다.

이 사실을 최초에 지적한 사람이 미국의 **에드워드 하웰**(Edward Howell) 박사이다. 하웰은 '효소수명 결정설'이라고 할 수 있는 아주 놀라운 가설을 주창하고 있다. 하웰에 의하면, 일생 중 우리 몸이 생산하는 효소량은 한정되어 있고, 그것을 다 써버리면 충분한 생명활동을 일으킬 수 없게 되어 그만큼 수명이 짧아진다고 주장한다. 그러므로 우리가 건강하고 오래 살기 위해서는, 식품을 통하여 효소를 보충해 줄 필요가 있다.

그러나 우리는 효소가 극히 결핍된 식생활을 하고 있다. 현대인의 여러 가지 질병, 각종 생활습관병의 근본적인 원인은 식품효소가 부족하기 때문이라고 하웰 박사는 주장한다. 물론 이러한 주장에 반대하는 학자들도 있기는 하다. 문제는 반대 의견이 아니라 효소를 섭취하여 다양한 효과를 보는 사람들이 실재한다는 사실이다.

효소를 많이 공부한다고 해서 건강해지는 것이 아니라 효소를 복용하는 사람이 건강해지는 것이다.

2. 효소 부족으로 나타나는 증상

1) 소화불량

소화불량은 효소가 부족하여 일어나는 매우 일반적인 현상인데, 이 증세를 가지고 있는 대부분의 사람들은 건강이 좋지 않다. 소화불량의 징후를 살펴보면, 복부에 가스가 찬 기분이 든다거나 가슴이 아프거나 답답하기도 하고, 트림이나 호흡곤란, 설사, 무기력함 등을 호소한다. 일반적으로 가볍게 보아 넘겨지는 이러한 증세들은 우리 신체가 음식물을 효율적으로 소화하지 못하는 것을 나타내는 일종의 신호라고 볼 수 있는데, 가벼운 증세가 더 나아가서는 궤양에 이르는 심각한 질병으로 이어지기도 한다.

우리가 음식물을 먹게 되면, 음식물은 여러 소화기

관을 거치면서 체내에서 흡수 가능한 작은 영양소 단위로 나뉜다. 소화된 각종 영양소들이 우리가 신체의 여러 활동을 원활하게 할 수 있도록 혈관을 통해 고루 체내에 전달된다면 궁극적으로 건강할 것이고, 그렇지 못하다면 건강상의 여러 크고 작은 문제들이 나타날 것임에 틀림없다. 그러므로 얼마나 잘 먹는가의 문제

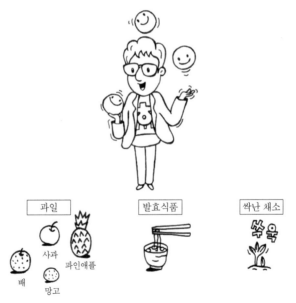

〈그림 3〉 효소가 풍부한 식품

가 아니라, **먹은 음식물을 얼마나 잘 소화하여 대사한 후에 흡수하는가**가 중요하다.

2) 생체 조절기능의 마비

효소는 우리 몸에서 일어나는 여러 가지 조절기능을 실질적으로 수행하는 역할을 한다. 혈당 조절을 예를

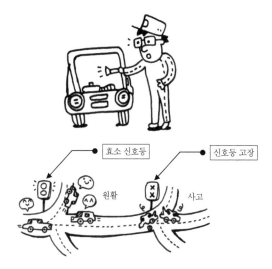

〈그림 4〉 신체기능을 조절하고 정비하는 효소

들면, 내분비계에서 특히 뇌하수체, 부신, 갑상선, 그리고 췌장 등은 인슐린과 에피네프린을 분비하여 체내의 혈당량을 조절하게 되는데, 이러한 호르몬의 분비는 뇌에서 내분비계를 조절하여 일어난다. 이러한 모든 **생리조절의 말단**에는 **효소**들이 일을 하는데, 우리 신체 내에 효소가 부족하거나 결핍되어 이러한 조절기능을 수행하지 못하게 되면 우리는 정신적, 신체적 이상을 겪을 수밖에 없을 것이다.

3) 방어(면역)체계의 붕괴

우리 몸은 외부로부터의 해로운 물질에 대한 방어기작으로 면역체계를 가지고 있다. 우리의 면역체계는 외부로부터 들어오는 독소나 여러 유해한 단백질에 대항하여 항체를 생성하거나 직접 이러한 물질을 제거하기도 한다. 대부분의 이러한 단백질 제거를 수행하는 것이 효소들이다. 알레르기를 일으키는 물질과 유해한 박테리아 또는 곰팡이와 이종단백질 및 독소들은 음식물을 섭취하는 과정이나 호흡기를 통해 우리 몸속으로 들어온다. 하지만 이러한 것들은 효소를 통해 제거될 수 있다. **효소가 부족하면 이런 방어체계에 문제가 발생하여 쉽게 병에 걸릴 수 있다.**

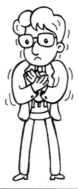

소화불량

생체조절기능 마비

면역체계 붕괴, 마비

〈그림 5〉 만일 우리 몸에 효소가 없다면

3. 효소의 기본 임무

1) 규칙적인 심장의 동기도 효소의 역할

인간의 심장은 태어나서 죽을 때까지 1분간 70회 전후의 규칙적인 박동을 계속한다. 심장병을 앓고 있는 사람이 몸속에 지니고 있는 인공심장 박동기(페이스메이커, pacemaker)가 휴대전화의 전자파 영향으로 오작동을 일으키는 경우가 있다. 이 일회용 라이터 크기의 기계는 가슴속에서 전기적인 자극을 주어 심장을 뛰게 만든다. 이상하게도 사람의 장기 중에 심장만은 뇌에 의하여 조절되지 않고 오직 자기 힘으로 움직인다. 몸에서 적출하여 소금물에 담가 놓으면 혈액이 공급되는 한 심장은 원기 왕성하게 박동을 계속한다. 사망에 대한 판정 기준을 뇌에 두느냐, 또는 심장에 두느냐 하고 열심히 논의되고 있는 뇌사 문제도 이 때문이다.

심장을 자동적으로 움직이고 있는 것은 큰 정맥과 심장 사이에 있는 '페이스메이커 세포'라고 불리는 특수한 세포의 무리로서, 여기에서 규칙적으로 나오는 자극신호를 받아 심장근육이 수축한다. 따라서 동맥경화가 진행되고, 페이스메이커 세포가 힘이 빠지거나 괴사하면, 심장이 정상적으로 움직이지 않게 된다. 페이스메이커 세포가 자극신호를 낼 수 있는 것은, 세포막에 있는 다양한 효소들 때문이다. 또 심장근육의 세포막에도 같은 효소가 존재한다. 이처럼 심장이 수축과 확장을 정확하게 하기 위해서는 반드시 이들 효소가 필요하다. 즉, 이와 같은 효소가 적절한 역할을 하지 않으면 심장은 곧바로 정지하고 마는 것이다.

2) 영양 흡수와 효소

식품의 소화흡수에는 펩신(pepsin), 아밀라아제, 프로테아제, 리파아제(lipase) 등의 효소가 역할을 한다. 흡수된 영양분은 우선 간에서 글리코겐의 형태로 저장되고 필요에 따라 포도당으로 변하여 간장에서 혈액 중으로 방출된다. 전신의 세포가 에너지원으로서 실제로 이용하는 물질은 혈액이 운반해 온 포도당이다.

이와 같은 메커니즘을 '에너지 대사'라고 말하는데, 에너지 대사의 화학반응에는 수없이 많은 효소가 쓰이고 있다. 예를 들어 간장에서 글리코겐을 만들기 위해서는 5가지 이상의 효소가 필요하다. 또 이 글리코겐을 포도당으로 바꾸어 혈액 중에 방출하는 작업에는 3가지 이상의 효소가 관여되어 있다. 또 이들 세포로 포도당을 공급하고 에너지를 만들어 내기까지는 수십 가지의 효소가 관여한다. 이들 효소 중 하나만 빠져도 중대한 기능 장애가 나타난다.

결국 우리가 살아 있는 것은 생명의 불꽃인 효소 덕분이다. 나무 장작이 있어도 이 장작에 불을 붙일 수 없다면, 어떻게 따뜻한 불꽃을 만들 수 있겠는가?

3) 효소는 혈압도 조절한다

혈압강하제 중에서 ACE(angiotensin-converting enzyme) 저해제라고 하는 약이 있다. 이 혈압강하제는 부작용이 적기 때문에 널리 쓰이고 있으나, ACE의 정식 명칭은 '앤지오텐신 전환효소'라고 하며, '앤지오텐신 II'라고 하는 강력한 혈관수축물질을 만들어 내는 체내 효소이다. 즉, 혈액 중에 ACE가 많이 있으면 혈관이 수축하고 혈압이 올라간다.

한편, 혈액 중에는 앤지오텐시나아제(angiotensinase, 앤지오텐신가수분해효소)라고 하는 또 다른 효소가 있는데, 이것은 ACE를 분해하고 혈압을 낮추는 역할을 한다. 이들 효소는 필요에 따라 서로 작용하여 최적의 상태로 혈압을 유지시키지만, 그 균형이 무너져 버리면 혈압이 높아진다. 이때에는 고혈압 최료제를 사용하여 ACE의 기능을 중지시키도록 해야 한다.

4) 생각하는 것도 효소의 역할

당연히 효소가 없으면 뇌의 활동도 없다. 뇌 또는 신경은 '뉴런'이라고 하는 신경세포로 연결되어 있으며, 우리들이 생각할 때나 느낄 때, 또는 몸을 움직일 때에 뉴런의 고리를 통해 맹렬한 스피드로 정보가 전달된다. 이 정보 전달에도 효소가 중요한 역할을 하고 있다.

예를 들어, 우리들이 근육을 움직일 때에 우선 '뇌로부터 움직여라'라고 하는 명령이 운동신경계를 통하여 내려지면, 그 말단에 있는 신경세포로부터 '근육으로 움직여라'라고 하는 명령이 순차적으로 전달된다. 이 때 근육세포에 신호를 전달해서 근육을 수축시키는 것은 '아세틸콜린(acetylcholine)'이라는 물질인데, 이 물질을 만드는 것이 효소이다. 또 근육세포에 아세틸콜린이 너무 오래 머물면 근육은 언제까지나 수축한 상태로 있게 된다. 그래서 '아세틸콜린에스터라아제(acetylcholinesterase)'라는 효소가 작용하여 이 물질을 분해한다.

덕분에 우리는 근육을 자유자재로 움직이고 뇌에서

명령하는 대로 몸을 움직일 수 있다. 일본 지하철 독가스 사건에서 유명해진 '사린(sarin)'은 아세틸콜린에스 터라아제 효소작용을 저해하는 맹독성 신경가스이다. 근육이 경직되어 움직이지 못하는 '운동 마비'에 빠져 결국 호흡도 못하게 되어 버린다.

5) 혈액을 깨끗하게 하는 효소

동맥경화가 진행되면 혈액이 통하는 길에, 피에 멍울이 생겨 뇌경색이나 심근경색을 일으킨다. 그 피멍울이 혈전이다. 위험하기 짝이 없는 혈전이지만, 우리들의 몸에는 피멍울을 녹여 혈관을 지켜 주는 혈전용해 효소가 준비되어 있다. 이 효소는 보통 혈액 중에 숨어있어 때가 되면 활성이 높은 플라스민(plasmin)이라고 하는 효소로 변신하여 현장으로 달려간다. 이 변신의 방아쇠가 되는 것은 심장이나 폐, 백혈구 등에서 분비되는 프로테아제, 신장과 오줌에 포함된 유로키나아제(urokinase)라고 하는 효소이다. 그리하여 오늘날 오줌

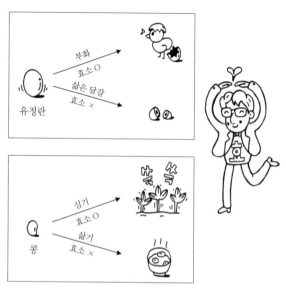

<그림 6> 효소는 생명

에서 유로키나아제라는 효소를 추출하여 혈전용해효
소를 활성화하는 치료약을 만들고 있다. 이들 효소가
없으면 동맥경화가 진행되어 심장이나 뇌는 혈전 때문
에 곧바로 돌이킬 수 없는 충격을 입게 된다.

6) 효소로 적을 죽이는 백혈구

우리들의 몸에는 면역기능이 갖추어져 있어서, 바이러스와 같이 밖에서 침입한 적이나 초기 암세포 등을 공격하여 건강을 지켜 준다. 예로부터 자연치유력이라고 알려진 것이 그와 같은 면역기능이다. 그중에도 건강을 지키는 강력한 방위군은 백혈구이다. 침입한 이물질을 발견하면, 백혈구는 이물을 잡아서 먹어 치운다. '마크로파지(macrophage)'라고 하는 백혈구는 팽팽히 부풀어 오를 정도로 이물질을 먹어 치운다. 그 때문에 '대식세포(大食細胞)'라는 이름이 붙어 있지만, 마크로파지 하나로 100 내지 1,000개의 세균을 먹어 치울 수가 있다.

이와 같은 백혈구 내부에는 몇 가지 효소가 갖추어져 있어서 붙잡아 온 바이러스 등의 이물들을 분해한다. 이처럼 자연치유력의 중심은 효소라고 말해도 과언이 아니다.

7) 암과 노화를 예방하는 효소

발암 물질이나 자외선, 방사선 등의 위험인자에 의하여 DNA가 상처를 입으면, 복제되는 유전자에 돌연변이가 생겨 정상 세포가 암세포로 변하기 시작한다. 암세포가 되지 않더라도 상처받은 DNA는, 이상한 효소나 불필요한 단백질을 만들게 되어, 이것이 노화의 한 원인이 될 수 있다고 여겨지고 있다.

그러나 우리 몸에는 건강을 지키는 장치가 곳곳에 존재해 있어서 DNA가 상처받은 상태로 있도록 놔두지 않는다. 체내 효소 중에는 상처받은 DNA를 수리하고 원래대로 고쳐 놓는 효소가 있다. DNA 손상수복효소(DNA glycosylases, 글리코실라아제, 염기절단수리)라고 불리는 이 효소의 역할에 따라 사람의 몸이 노화로부터 지켜지고 있다. 만일 이 효소가 없으면 우리 몸속에는 이상한 세포가 가득하게 되어 여기저기 기능이 헝클어지고 말 것이다. 실제로 DNA 손상수복효소 기능이 약한 동물일수록 수명이 짧다.

효소는 건강의 시작

4. 필요한 영양소와 균형 잡힌 섭취

음식물에는 어떤 영양소가 들어 있을까? 우리 몸을 구성하고 우리가 살아가는 에너지를 생산하는 데 중요한 3대 영양소가 있다. 단백질, 지방(엄밀히 지질), 탄수화물이 그것이다. 예를 들어 달걀 흰자에는 단백질이, 버터에는 지방이, 쌀밥에는 탄수화물이 들어 있다.

탄수화물

그럼 먼저 탄수화물(carbohydrate)을 살펴보자. 탄수화물은 말 그대로 탄소와 물로 구성되고, 주로 생명활동에 필요한 에너지를 공급한다(4kcal/g). 우리가 섭취하고 남은 탄수화물은 간이나 근육에 글리코겐 형태로 저장되었다가 필요할 때 다시 포도당으로 분해하여 이용된다. 탄수화물을 간략하게 구분하면 다음과 같다.

- 단당류—포도당, 과당, 갈락토오스
- 이당류—엿당(포도당+포도당), 설탕(포도당+과당)

  젖당(포도당+갈락토오스)
- 다당류—녹말, 글리코겐, 섬유소

지질(지방)

다음은 지질(lipid) 혹은 지방이다. 지방은 지질을 간략하게 부르는 말로서 탄소와 수소, 그리고 산소로 이루어져 있다. 지방은 세포막 등 몸의 구성 성분으로서 일부는 에너지원(9kcal/g)으로 이용되고, 남은 것은 피하지방층에 저장된다. 지방의 구분은 화학 결합의 차이에 따라 포화지방(동물성 지방, 고체)과 불포화지방(식물성 지방, 액체)으로 나뉜다.

단백질

단백질(protein)은 20여 가지의 아미노산으로 구성된 거대 분자로서 탄소, 산소, 수소, 질소로 이루어져 있다. 단백질은 세포의 원형질을 이루고 있으며 인체 내

효소, 호르몬 등의 주성분이다. 물론 일부는 에너지원 (4kcal/g)으로 이용되기도 한다.

그렇다면 우리 몸속에 같은 양의 탄수화물, 지방, 단백질이 있다면, 어느 영양분을 가장 먼저 사용할까? 정답은 탄수화물이다. 가장 늦게 사용하는 에너지원은 지방이다. 그래서 몸속의 지방을 태우는 것은 무척 힘들다.

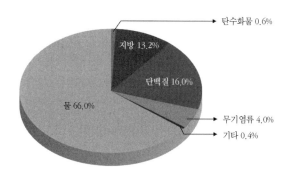

탄수화물 0.6%
지방 13.2%
단백질 16.0%
물 66.0%
무기염류 4.0%
기타 0.4%

〈그림 7〉 우리 몸을 구성하는 영양분

그 밖에 에너지원으로 사용되지 않지만 중요한 영양소로는 어떤 것이 있나 살펴보자.

비타민

우선 비타민은 매우 적은 양이 필요하지만, 체내에서 거의 합성되지 않아 섭취해야 한다. 비타민은 체내에서 조효소(코엔자임, coenzyme)로 사용되어 각종 대사작용에 관여한다. 비타민 가운데 물에 녹지 않는 것을 '지용성 비타민'이라 부르는데, 비타민 A, D, E, K 등이 여기에 속한다. 물에 녹는 '수용성 비타민'으로는 비타민 B_1, B_2, C 등이 있다.

비타민이 결핍되면 다양한 질병이 생기기 쉽다. 비타민별 결핍증을 살펴보면 다음과 같다. 비타민 A는 야맹증, 비타민 D는 곱추병, 비타민 E는 불임, 비타민 B_1는 각기병, 비타민 C가 부족하면 괴혈병(잇몸병)을 일으킨다. 그리고 비타민 B_2는 피부를 건강하게 하고 비타민 K는 출혈을 멈추는 지혈작용을 한다.

물

다음으로 몸의 구성 성분 중 가장 많은 양(66퍼센트)을 차지하는 물(water 혹은 aqua)은 우리 몸의 체온을 일정하게 유지시켜 주고, 여러 가지 생리작용을 조절하며 여러 물질의 용매가 된다. 또한 영양소와 산소, 노폐물 운반 등의 중요한 역할을 한다.

미네랄

무기염류는 일명 미네랄이라고 하는데, 적은 양으로도 몸의 구성 성분이 되고, 생리작용 조절 등의 역할을 한다. 이러한 무기염류는 코엔자임인 비타민과 함께 체내의 효소활성을 일으키는 데 도움을 준다.

대표적인 미네랄 몇 가지를 살펴보면, 칼슘은 뼈와 이의 성장 및 혈액 응고에 관여하며, 철분은 적혈구 속에 들어 있는 헤모글로빈의 구성 성분이다. 마그네슘은 효소의 활성에 깊이 관여하고, 나트륨 및 칼륨은 이온 조절과 신경세포의 활동에 사용된다.

영양소의 고른 섭취가 필요한 이유

우리가 음식을 섭취하면 섭취된 음식은 궁극적으로 세포가 받아들인다. 분자가 큰 영양소는 분해되어야 체내 흡수가 가능하다. 즉 녹말, 단백질, 지방, 섬유소, 글리코겐 등의 큰 분자는 반드시 잘게 잘라져야 한다. 세포막을 통과할 수 있는 작은 크기의 영양소는 포도당, 과당, 갈락토오스, 지방산, 글리세롤, 아미노산, 비타민, 무기염류, 물 등이다. 이때 효소는, 입과 소장에서 분자가 큰 녹말, 지방, 단백질 등을 작은 분자로 잘라 주어 몸의 모든 세포에 영양분을 공급하고 건강을 유지하는 기능을 한다.

그렇다면 고른 영양소의 섭취는 왜 필요한가? 우리 몸에 필요한 영양소는 그 종류가 다양하고 역할이 다르다. 따라서 정상적인 신체 발육과 건강을 위하여 영양소를 골고루 충분히 섭취해야 한다.

만일 영양소의 불균형이 심한 인스턴트 음식을 지속적으로 섭취하면 다양한 질병에 걸리기 쉽다. 부적절한 음식물 섭취가 지속되면, 우선 비만과 위장 장애, 영양 결핍이 생기기 쉽고 궁극적으로 심각한 질병에 직면하게 된다. 필요한 영양분의 양보다 더 많은 양을 섭취할 경우, 나머지는 지방으로 전환되어 피하조직 등 몸속에 저장되고 비만을 유발한다. 불규칙한 식사나 자극적인 음식물로 인하여 위장 점막이 손상되면 염증이나 궤양이 생길 수 있다. 그리고 편식으로 특정 영양소의 결핍 증상이 나타날 수 있다.

빅토라스 쿨빈스카스(Viktoras Kulvinskas)의 저서 『21세기에 살아남는 방법(Survival into the 21st century)』에 따르면 "신체 외부 원인에 의한 질병을 제외한 각종 질병의 80퍼센트가 부적절하게 소화된 음식물의 부산물이 체내로 흡수되거나, 그 부산물을 활용한 체내의 유해 미생물의 증식 및 과도하거나 편중된 영양소의 흡수로 인하여 시작된다"고 한다.

따라서 모든 영양소를 고르게 섭취하고, 섭취한 모든 음식을 체내에서 소화하여 부적절한 부산물이 없어야 한다. 또한 적절한 운동을 통하여 건강을 유지하도록 노력해야 한다.

5. 소화와 흡수

자, 이제 소화와 흡수로 넘어가자. 음식물은 어떻게 소
화되는가?

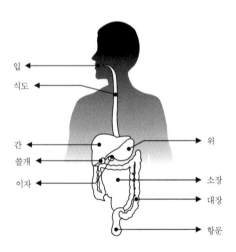

〈그림 8〉 우리 몸속의 소화기관

소화는, 음식물이 체내로 흡수될 수 있도록 잘게 분해되는 과정이다. 소화기관은 소화관과 소화샘으로 구성되어 있다. 이때 소화관은 음식물이 통과하는 긴 관인 입, 식도, 위, 소장, 대장, 항문을 가리키고, 소화샘은 소화액을 분비하는 곳으로 침샘, 위샘, 간, 이자, 장샘 등을 일컫는다.

입안에서의 소화

음식물의 소화는 입 안에서 가장 먼저 일어난다. 씹는 동작은 기계적 소화를 의미하는데, 잘게 부서지고, 침과 함께 잘 섞인다. 다음으로 화학적 소화란, 침 속의 소화효소(아밀라아제)에 의하여 녹말이 분해되는 것을

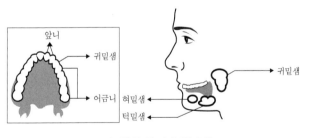

〈그림 9〉 입 안에서의 소화

의미한다. 귀밑샘, 턱밑샘, 혀밑샘에서 침이 분비되는데, 분비되는 침 속에 포함된 아밀라아제는 녹말을 엿당과 포도당으로 분해한다.

위에서의 소화

위에서의 소화를 살펴보자. 위액은, 위에 존재하는 위벽의 많은 주름 속에 있는 위샘에서 분비된다. 위의 위아래 양끝에는 괄약근(식도 쪽은 분문, 십이지장 쪽은 유문)이 있어, 소화 도중 음식물이 식도로 역류하거나

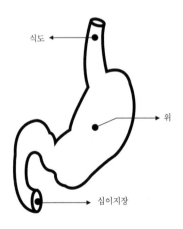

식도

위

십이지장

〈그림 10〉 위에서의 소화

미리 십이지장으로 내려가지 못하도록 한다.

위액은 물, 염산, 펩신이 주성분이다. 펩신은 단백질을 펩톤으로 분해하는 효소이다. 염산은 일반적으로 1회 식사당 500~700mL가 분비되며, 펩신이 활성화되도록 강산성(pH 1~2) 상태를 유지시키고 살균 작용을 한다.

장에서의 소화

소장은 길이가 6~7미터로 십이지장, 공장 및 회장의

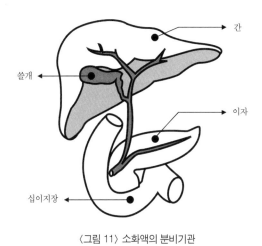

〈그림 11〉 소화액의 분비기관

세 부분으로 이루어져 있고 십이지장에서 쓸개즙과 이자액을 분비한다. 이때도 기계적 소화와 화학적 소화가 모두 일어난다. 즉 음식물이 소화액과 잘 섞이게 하는 혼합운동과, 소화된 음식물을 아래쪽으로 내려 보내는 연동운동이 일어난다. 이자액, 쓸개즙, 장액을 통해 화학적 소화가 일어난다. 이자에서 십이지장 쪽으로 쓸개즙과 이자액이 분비된다. 췌장액(pancreatic juice)이라고도 불리는 이자액은 아밀라아제, 프로테아제, 리파아제를 함유하고 있으며, 췌장에서 십이지장으

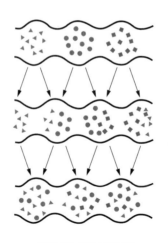

〈그림 12〉 장의 연동운동

로 분비된다. 이자액에는 염기성(pH 8.5)인 탄산수소나트륨이 함유되어 있어 산성인 음식물을 약알칼리성으로 변화시킴으로써 효소활성이 가장 잘 일어날 수 있는 환경을 만든다.

쓸개즙은 간에서 생성되며, 쓸개에 저장되어 있다가 십이지장으로 분비된다. 쓸개즙에 소화효소는 들어 있지 않지만, 지방과 소화액(리파아제)이 잘 섞일 수 있도록 지방을 유화시키는 역할을 한다. 또한 위액을 중화시키고, 음식물의 부패를 막아 준다. 소장의 장샘에서 분비하는 액을 장액이라고 하는데 말타아제(maltase), 수크라아제(sucrase), 락타아제(lactase), 펩티다아제(peptidase) 등의 효소가 존재하여 탄수화물, 단백질 등을 포도당과 아미노산으로 분해하는 역할을 한다.

영양분의 흡수

이렇게 잘게 분해된 영양분은 어떻게 흡수될까? 영양분은 대부분 소장에서 흡수되며 여분의 물은 대장에서 흡수된다. 소장의 안쪽 벽은 주름이 매우 많고 그 표면에는 융털이라는 작은 돌기가 $1mm^2$마다 $15 \sim 40$개 돋

아 있으며, 각 융털 돌기에 또다시 미세융털이 있어 음식물이 흡수되는 표면적을 넓혀 준다. 융털의 내부에는 모세 림프관의 일종인 암죽관이 있고, 그 주변에 모세혈관이 그물처럼 둘러싸고 있다.

소장에서 영양소가 흡수되기 위해서는 모세혈관과 암죽관이 중요하다. 모세혈관은 포도당, 아미노산, 무기염류, 수용성 비타민 등을 흡수하여 간과 심장을 거쳐 온몸으로 운반한다. 또 암죽관은 지방산, 글리세롤, 지용성 비타민 등을 흡수하여 심장을 거쳐 온몸으로 운반한다.

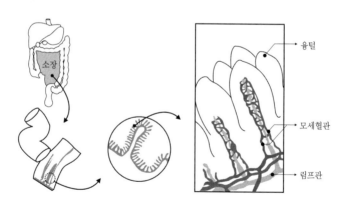

〈그림 13〉 장내에서 영양분의 흡수

효소는 건강의 시작

대장은 길이가 1.5미터 정도로 맹장, 결장 및 직장으로 구분된다. 맹장 끝에는 길이 6~8센티미터의 충수돌기가 나 있다. 대장에는 소화효소가 없어 소화작용이 없으며, 여분의 물이 흡수된다. 그리고 연동운동에 의하여 찌꺼기가 굳어져 대변으로 배출된다.

2부

効소 심화

Enzyme, the Beginning of Health

효소박사와
효소장인의

행복한
효소 이야기

1. 효소란 무엇인가?

'효소(enzyme)'라는 말은, 일상생활 속에서 이미 많은 사람들이 사용하고 있는 친숙한 단어가 되었다. 학교에서뿐만 아니라 신문이나 방송에서도 많이 회자되고 있으며, 주변에서 곡류발효효소, 식물추출물효소 등으로 이야기꽃을 피우는 사람들도 이제는 낯설지 않게 볼 수 있다.

'효소'라는 명칭은 그리스어로 '효모의 속'이라는 뜻에서 유래한다. 사람들은, 효모에 의한 알코올 발효의 연구를 통해 세포 내의 물질대사가 효소에 의해 이루어진다는 것을 알게 되었다.

효소는 모든 생명체가 생명을 유지하는 데 필수적인 성분으로, 단백질로 이루어진 '생촉매'를 말한다. 세균과 같은 미생물은 아주 작아서 현미경으로 400배 이상 확

대해야 볼 수 있다. 그런데 효소는 그 크기가 세균에 비해 대략 10억분의 1정도밖에 안 되며, 현미경으로도 볼 수 없다. 그러니 얼마나 크기가 작은 것인지 짐작할 수 있을 것이다. 따라서 효소의 존재는 눈으로 보는 방식보다는 효소의 활성을 점검함으로써 직간접적으로 확인할 수 있다.

이렇게 작고 눈으로 확인하기가 어려운 효소는 모든 생명체에서 없어서는 안 될 수많은 일을 하고 있다. 효소가 없이는 생명도 없다고 할 정도로 막강한 능력을 발휘한다. 생명의 탄생과 유지에 관련이 있으며, 생명이 다했을 때조차도 효소는 끊임없이 작용하고 있다. 효모, 세균, 곰팡이 등의 미생물이 활동하고 생명을 유지하기 위해서도 수천, 수만 종류의 효소가 있어야 하고 식물이나 동물, 사람이 생명을 유지하기 위해서도 효소는 충분히 있어야 한다. 왜냐하면 효소는 모든 생명체가 생명을 유지하기 위해 필요한 대부분의 생화학적인 반응에 관여하기 때문이다.

한국의 식품효소

그중 우리나라에서 일반적으로 통용되는 '식품효소'라는 말은 엄밀한 의미에서는 효소도 포함되어 있고 미생물(세균, 곰팡이)과 발효곡물도 포함하고 있는, '효소 활성이 유지되고 있는 곡류발효물'을 가리킨다. 즉 **복합곡류효소**'는 현미, 보리, 콩, 율무, 수수 등의 다양한 곡물에, 사람에게 해를 주지 않는 식품미생물만을 접종하여 오랜 시간 숙성, 발효시킨 것이다. 이것은 특정 미생물이 오염 없이 증식하는 과정에서 수많은 종류의 효소도 분비하고 곡물을 자연스럽게 분해하여, 이것을 사람이 섭취했을 경우 인체 내에서 영양소의 흡수가 효율적으로 일어날 수 있도록 변환시켜 놓은 것이다. 즉, **한국의 식품효소는 영양이 풍부한 곡물과 효소, 식품미생물의 발효복합체**를 뜻한다고 볼 수 있다.

이러한 한국의 식품효소에서 '효소' 부분만을 별도로 떼어 내어 말한다면, 효소는 발효식품 중에 포함되어 있는 유익한 작용을 하는 가치가 높은 생화학물질이라 할 수 있으나, 발효식품 그 자체는 아닌 것이다. 반대로 가치 있는 효소식품이라 할 수 있는 것은 효소

의 활성이 식품 내에 안전하게 유지되고 있어야 한다
는 뜻도 내포하고 있다.

2. 효소의 특징

효소의 기질특이성

우리 몸속에서 일어나는 대부분의 작용은 효소에 의한 작용이다. 예를 들면, 음식물을 소화시키거나 몸의 일부를 구성하는 단백질을 생성하기도 하며, 우리 몸에 유해한 독성 물질을 해독하기도 한다.

효소는 각각 특정 반응에만 관여하는데, 즉 소화효소 중에 아밀라아제는 전분만을 분해하고 단백질이나 지방, 또는 섬유소는 분해하지 못한다. 마찬가지로 펩신과 같은 프로테아제는 단백질은 분해할 수 있어도 그 외의 다른 물질은 분해하지 못한다. 요컨대 탄수화물에는 아밀라아제, 단백질에는 프로테아제, 지방의 분해에는 리파아제만이 작용한다. 이것을 효소의 **기질특이성**' 이라고 한다.

그리고 효소가 작용하는 데는 효소마다 특이한 조건을 충족해야 한다. **온도와 산도**(pH)가 그것이다. 화학 반응과 같이 온도가 상승함에 따라 효소의 반응 속도는 증가하나, 효소는 단백질이므로 고온에서는 변성되어 효소활성이 약해지며 일정한 온도 이상이 되면 기능을 상실한다. 따라서 효소를 함유한 식품이나 의약품은 섭씨 30도 이하에서 보관하는 것이 바람직하다. 효소가 반응에 관여할 때 최고의 활성을 나타내는 온도의 범위를 최적온도라고 하는데, 섭씨 30~40도가 최적온도인 효소가 많다.

온도와 마찬가지로 효소는 일정한 pH 범위 안에서 최고의 활성도를 나타내는데, 이것을 '최적 pH'라고 한다. 효소마다 최적 pH는 다르다. 예를 들면 위장에서 작용하는 효소인 펩신의 최적 pH는 1.0~2.0인데, 소장에서 작용하는 효소인 트립신의 최적 pH는 7.0~9.0이다.

이처럼 효소의 가장 큰 특징은 기질특이성이다. 각각의 물질 혹은 기질마다 작용하는 효소가 다르다.

효소 활성도

효소의 함량은 무게가 아니고 활성도로 결정된다. 효소는 중량으로 효소의 함량을 측정하는 것이 아니라 역가(활성도)를 확인하는 방법으로 함량을 가늠한다. 단순히 양이 중요한 것이 아니라 **활성이 높은 효소가 얼마나 많으냐**가 중요한 것이다. 즉, 코팅된 금이냐 순금이냐 정도의 차이라고 할 수 있다.

또한 효소는 온도에 대한 효소활성 변화가 심하다. 대다수의 효소는 단백질로 구성되어 있고, 여기에 금속이온이 포함되어 있는 경우가 많다. 단백질은 아미노산의 서열로 이루어진 1차구조와, 1차구조가 규칙적으로 접하거나 꺾여서 만들어진 2차구조, 다시 2차구조가 입체적인 모양으로 되는 3차구조로 만들어지고, 이러한 여러 3차구조가 모여서 4차구조를 이루게 된다. 우리가 흔히 단백질이라 부르는 것은 이 4차구조를 말하는 것이다. 즉 단백질은 온도가 섭씨 60도 정도 되면 입체구조가 변하게 되고, 구조가 바뀐 효소는 제 역할을 하지 못한다. 라면을 끓이면서 달걀을 넣어 보면 흰자가 열에 의해 어떻게 변하는지 쉽게 알 수 있다.

효소는 효소가 존재하는 용액의 산도 혹은 pH에 의해 효소활성의 변화가 심하다. 즉 효소는 최적의 작용을 나타내는 산성도의 범위가 있으며, 산성도의 변화에 따라 단백질의 구조가 변형되거나 작용 부위에 수소결합 등이 새로 생기거나 없어져 작용력이 변하게 된다. 또한 pH에 따라 단백질을 구성하고 있는 이온의 상태가 변화함으로써 효소마다 최적 pH가 달라진다. 산성에서 작용하는 효소와 알칼리성에서 작용하는 효소가 따로 있다.

3. 효소의 종류

효소가 작용하면, 자기 자신은 변하지 않고 반응 물질만을 변화시킨다. 효소는 아주 다양한 반응에 관여하는데 그 작용방식 혹은 반응 형태에 따라 크게 전이효소(transferase), 산화환원효소(oxidoreductase), 리아제(lyase), 가수분해효소(hydrolase), 이성화효소(isomerase), 합성효소(ligase) 등의 6가지로 구분한다. 이 구분이 일반적으로 학교에서 가르치는 내용인데, 영양학의 관점에서 효소를 분류하는 방법은 조금 다르다. 식품효소와 효소영양학, 효소치료를 고려한다면, 영양학적인 구분이 훨씬 더 중요하다.

영양학적 관점에서의 효소 구분
효소영양학적으로 효소를 구분하면 소화효소, 대사효

소, 식품효소로 구분한다.

소화효소(digestive enzyme)는 외부에서 섭취된 에너지원(음식물)을 분해하는 데 작용하는 효소로, 체내에서 직접 만들어지며 분비된다. **대사효소**(metabolic enzyme)는 소화를 제외한 나머지 모든 신체기능을 지배하는 효소이며 체내에서 직접 만들어진다. **식품효소**(food enzyme)는 먹거리에 함유되어 음식을 통하여 체내로 공급되거나 작용하는 효소와 효소 자체의 복합물을 의미한다. 열을 가하지 않고 조리과정을 거치지 않은 천연식품과 효소복합물이 여기에 포함된다.

소화효소와 대사효소는 인체 내에서 분비되고 공급되므로 인체의 소화력 혹은 면역력과 관련되어 있고, 식품효소는 우리가 외부에서 섭취해야 하므로 우리의 식습관과 밀접하다. 유전적으로 물려받은 몸을 바꾸기는 어렵지만, 식습관을 바꾸기는 상대적으로 쉬운 편이다. 그런 면에서 우리의 건강에서 차지하는 식품효소의 중요성은 무척 크다고 할 수 있다.

식품효소는 소화과정에 관여한다. 식품 내에 포함되어 있는 효소는 위의 가장 윗부분인 전위에서부터 체내의 소화효소와 함께 소화과정에 직접 참여한다. 전위에서는 음식과 섞여 들어온 타액 중의 효소 프티알린(ptyalin)과 음식 속에 포함되어 있는 다양한 식품 자체 효소들이 활발하게 작용하여 탄수화물의 60퍼센트, 단백질의 30~40퍼센트, 지방의 10~20퍼센트의 분해가 이루어진다고 보고되었다.

외부에서 효소를 공급해야 하는 이유

인체의 효소 생성에는 한계가 있다. 인체가 만들어 내는 효소(소화효소, 대사효소)는 몸이 필요로 하는 만큼의 효소를 무한정 만들어 낼 수 없으며, 효소의 생성에 제한이 있다. 또한 이러한 효소의 양은 나이가 들수록 줄어든다. 따라서 효소의 양과 노화는 밀접하게 관련되어 있다. 나이가 들어감에 따라 인체의 효소생성량이 전반적으로 감소하므로 소화효소를 많이 소모하면 상대적으로 대사효소의 생성량이 줄어든다는 것을 의미한다.

그런데 외부에서 효소가 공급되면 소화효소 및 대사효소를 절약할 수 있다. 현재의 건강 개념에서 볼 때 소화효소를 절약하거나 보충하는 식생활 패턴이 바로 대사효소의 활성화로 이어지고, 그것은 건강하게 장수하는 길이 된다는 것으로 귀결된다.

4. 생활 주변의 효소들

1) 알코올분해효소

위장에서 흡수된 술은 알코올의 형태로 간으로 운반된다. 간에서는 2단계의 효소작용을 받아 몸에 무해한 초산으로 변한다. 요즘 피로물질로 알려져 있는 아세트알데히드(acetaldehyde)에 대해 들어 본 적이 있을 것이다. 간장에 있는 효소의 일종인 알코올 탈수소효소(alcohol dehydrogenase, ADH)에 의하여 알코올이 아세트알데히드로 산화되는 것이 1단계이다. 이 물질은 극히 독성이 강해서 두통이나 구역질 등의 악취 증상을 일으킨다. 술을 마신 다음날, 이제 다시는 술을 안 먹겠다고 다짐하게 하는 것이 바로 이 아세트알데히드 때문이다.

2단계는 악취 물질인 아세트알데히드에 알데히드탈수소효소(aldehyde dehydrogenase, ALDH)가 작용하여 몸에 해가 없는 초산으로 변화시켜 혈액 중에 방출한다. 즉, 음주 후 숙취의 원인은 바로 이 두 번째 단계에서 아세트알데히드가 충분히 분해되지 않고 남아 있기 때문이다. ALDH가 적은 사람은 술을 조금만 마셔도 가슴이 크게 뛰고, 두통을 일으킨다.

한편 술은 훈련하기에 따라 강해진다고 말한다. 분명히 무리하게 마시는 동안에 간장의 처리능력이 높아져서 점점 술을 잘 마시게 되는 체질로 변하는 예가 있다. 1단계에서 ADH의 처리능력을 초과한 알코올이 들어오면 **P450 슈퍼패밀리**라고 하는 해독을 전문으로 하는 효소무리가 작용하여 알코올을 분해하도록 도와주는데, 그 이유는 이 효소가 서서히 증가하기 때문이다. 술을 많이 마시는 사람은 수술할 때 마취를 해도 크게 효과가 없다고 한다. 평소에 술을 많이 마셔서 증가된 P450 효소가 마취제를 독으로 알고 분해해 버리기 때문이다.

2) 간기능을 나타내는 지표

건강진단을 받고 결과표를 보면 간수치 부분에 GOT나 GPT, γ-GTP의 값이 표시되어 있다. 이것은 단백질의 근원이 되는 아미노산에 작용하는 효소를 가리킨다. γ-GTP쪽은 주로 콩팥에 존재한다. GOT(glutamic oxaloacetic transaminase)나 GPT(glutamic-pyruvic transaminase)는 혈액 중에 함유된 혈중효소로서 심장 또는 간장을 비롯하여 모든 장기에 포함되어 있다. 이들 장기에 문제가 생기면 세포가 파괴되어 이들 효소가 혈액 중에 흘러나오기 때문에 혈액검사에서 그 값을 조사하면 장해의 정도를 알 수 있다.

3) 낫토와 나토키나아제

낫토의 별명은 '**야채치즈**(vegetable cheese)'라고 한다. 1980년대부터 낫토의 효과와 효능에 대한 논문이 꾸준히 발표되었고 여러 연구자들이 낫토에서 섬유소를 분해하는 **나토키나아제**(nattokinase)를 분리, 정제하고 그 특성을 연구하는 논문에서 그 별명이 명확히 언급되었다. 좀 어려운 학문용어로 정확히 정의하면 이 효소는 서브틸리신(subtilisin)과 유사한 세린 계열 단백질분해효소(subtilisin-like serine protease)이다. 주요한 효과는 혈전증의 치유, 혈압 강하, 혈류 개선이다. 한 마디로 피를 깨끗하게 한다.

낫토를 언급할 때 효소 이외에 또 한 가지 중요한 사실은, 낫토가 치즈처럼 끈적거리는 이유는 낫토에 포함된 효소가 아니라 감마피지에이(γ-PGA)라고 하는 고분자 물질 때문이라는 것이다. 효소는 끈적거리는 게 아니라 물에 잘 녹는 수용성 단백질이다.

4) 약국에서 판매하는 효소제품

우선 정제된 효소는 소염제, 소화제, 혈전용해제 등의 의약품 원료로 사용된다.

- 소염제: 단젠정(한일약품), 클리아제정(현대약품)
  리보메린정(경동제약) 등
- 소화제: 베아제(대웅제약), 훼스탈(한독약품)
  노루모(일양약품), 베스자임(동아제약) 등
- 혈전용해제: 유로키나제(녹십자, CJ) 등

다음으로 요즘 다양한 형태로 개발되고 있는 식품효소이다. 식품으로서의 효소와 의약품으로서의 효소 사이에는 유사성과 차별성이 모두 존재한다. 의약품과 식품효소는 함량의 차이만 있을 뿐 작용기작과 범위가 유사하다.

그런데 특정 효소만을 정제 농축하여 목적으로 하는 질환에만 작용하기 위해 만들어진 의약품은, 고농도의 단일 효소만으로 구성되어 있으므로 특정 질환에 빠른 작용을 기대할 수 있으나, 그에 따른 부작용도 있을 수 있다. 반면 식품효소는 특정 효소를 포함한 다양한 효소로 구성되어 있어 특정 질환 이외의 다양한 질환에 점차적으로 작용하게 된다.

또한, 의약품으로 사용되는 효소의 경우에는 각 질병 및 질환에 대응하기 위하여 효과가 뛰어난 합성물질이나 체내에 해로울 수 있는 성분들과도 함께 조합하여 제조하는 경우도 많으나, 식품으로서의 효소는 장기간 섭취하더라도 인체에 악영향을 끼치지 않도록 안전하게 조성되는 특징을 가진다.

건강식품의 순위에서 빠지지 않는 것이 비타민과 미네랄이다. 그렇다면 비타민과 미네랄은 체내에서 어떻게 작용하여 건강에 도움을 주는 것일까? 비타민과 미네랄을 통칭해서 **보조효소**(코엔자임, coenzyme)라고 한다. **코엔자임**은 '**효소를 보조하는 성분**'이라는 의미를 내포하고 있다. 비타민과 미네랄이 체내로 들어오면, 체내에 있는 효소를 활성화시킴으로서 피로회복이나 체내 대사작용 및 그 외의 생체촉매 작용을 할 수 있도록 도움을 준다.

역으로 말한다면, 아무리 순도가 높고 질 좋은 비타민과 미네랄을 섭취한다고 하더라도 정작 체내에 효소가 부족하면 애써 섭취한 비타민과 미네랄은 제 기능을 모두 발휘하기가 어렵다는 뜻이다. 결국 체내에서 생성되거나 또는 외부에서 섭취하여 보충해 주는 효소의 중요성이 비타민, 미네랄과도 밀접하게 연관되어 있다.

비타민과 미네랄뿐만 아니라 약국에서 판매되고 있는 다양한 건강식품이나 의약품 등도 거의 대다수가 이처럼 효소와 연관되어 있다. 그러므로 이러한 식품이나 의약품 등이 제각기 효과적으로 기능하기 위해서는 효소를 함께 섭취하는 것이 가장 이상적이다. 최근 많은 사람들에게 회자되고 있는 효소식품의 가치와 비밀이 여기에 있다고 해도 과언이 아니다.

다양한 영양소를 균형 있게 함유하고 있는 훌륭한 밥상이 있다면, 이러한 밥상 위의 보물들을 진정한 보약으로 만들어 주거나 혹은 부담스러운 노폐물로 만들어 주는 비밀의 열쇠를 효소가 지니고 있다. 체내에 효소가 풍부하거나, 또는 제대로 만들어진 효소식품을 섭취하는 사람에게는 '밥이 보약'이라는 표현이 진실이 될 수 있는 것이다. 앞으로는 약국에서도 더 많은 효소를 찾아볼 수 있게 될 전망이다.

5) 효소화장품

효소는 아름다움(미용)의 시작이다. 효소는 다양한 화장품에 적용이 가능하고, 실제 적용되고 있다. 화장품의 정의는 "인체에 온화한 작용을 하는 물질로 문지르거나 뿌리거나 다른 방법으로 인체에 적용하여 피부를 깨끗하게 하고 아름답게 만들고 매력을 높이고 외모를 바꾸거나 피부나 모발을 건강하게 유지하는 것"이라고 되어 있다. 효소는 식품으로서의 가치뿐만 아니라 피부 미용을 위한 중요한 재료로 사용이 가능하다. 즉 몸 건강이라는 큰 틀 속에 피부건강, 모발건강, 네일건강 등도 포함되는데, 이런 측면에서 효소는 피부건강의 시작이라 할 만하다. 효소는 세정제, 진정제, 자외선 차단제, 미백제 및 보습제 모두 중요한 원료 물질로 사용이 가능하다.

화장품에 많이 사용되는 효소로는 단백질 분해효소인 프로테아제 가운데 트립신과 유사한 세린프로테아제(serine protease)가 있다. 세린프로테아제는 세정제 및 필링 제품에도 널리 사용되고 있다. 특히 케라틴 성분을 분해하여 찰랑찰랑거리는 부드러운 머리카락을 만들 수 있도록 작용하는 효소 이름이 '케라티나제 (keratinase)'라는 효소이다. 다음으로 높은 항산화기 능을 가진 에스오디(SOD, 슈퍼옥사이드디스뮤타아제, superoxide dismutase)가 있다. 이 효소는 화장품 효소 가운데 가장 많이 연구된 것으로, 피부 및 인체에서 발생하는 자유라디칼을 제거하는 기능으로 자외선 차단제 및 미백 화장품에 널리 사용되고 있다. 이 밖에 다양한 산화환원효소가 모발의 염색과 퍼머 등에 이용된다. 치약에는 음식물을 분해하고 치아를 하얗게 하는 기능을 가진 덱스트라나아제(dextranase), 덱스트란수크라아제(dextransucrase), 라이소자임(lysozyme), 식물성프로테아제(플랜트엔자임, plantenzyme) 등이 사용된다. 화장품에 사용되는 효소 중에서 파파인이나 브로멜라인 등의 알레르기 부작용이 보고되고 있으나, 이 문제는 화장품별 사용법의 변경 등으로 해결이 가능할 것으로 보인다.

미래에 화장품용 효소는 생산방법의 개량에 따른 원가 절감, 천연원료로서 바이오 원료에 대한 대중의 인

효소는 건강의 시작

식 증가, 화장품 속에서 안정성 유지기술의 확보 등이
이루어진다면 더욱 다양하고 많은 곳에 사용되는 핵심
원료 중의 하나가 될 것이다.

6) 섬유의 숨은 공로자 효소

가끔 텔레비전을 보면 친숙한 모델들의 세제와 섬유유
연제 광고를 심심치 않게 접할 수 있다. 이러한 세제와
섬유유연제에서도 효소는 큰 역할을 담당하고 있다.

　일상생활에서 땀이나 의복에 묻은 음식물들을 말끔
하게 녹여 내어 새 옷처럼 만들어 주는 역할 또한 효소
의 임무 중의 하나이다. 빨래의 마지막 단계에서 섬유
의 보푸라기를 제거해 주거나 광택을 내는 역할을 톡
톡히 해 내고 있는 숨은 공로자도 바로 효소이다. 이 외
에도 거친 청바지 원단을 부드럽게 해 주고 색을 아름
답게 만드는 공정에서도 효소는 여전히 힘을 발휘하고
있다. 일부에서는 사포 역할을 하는 돌이나 모래를 사
용하기도 하는데, 보다 부드럽고 자연스러운 느낌을

주기 위해서는 여전히 효소를 많이 사용한다. 깔끔하고 부드러운 가죽옷을 제조하기 위해서도 어김없이 효소가 조용하고 신속하게 그 임무를 수행하고 있다는 것을 생각해 보면 효소는 뛰어난 디자이너의 가장 큰 조력자 중 하나이다. 누군가 멋지고 깔끔한 옷을 입고 지나간다면 그 사람은 효소의 힘을 빌려 보다 멋스러워졌을 수도 있다.

7) 맛의 마술사 효소

한참 더울 때나 열심히 일한 후 동료들과 함께 마시는 맥주 한 잔의 맛은 그 자체로도 환상적이다. 이러한 맥주의 멋진 맛의 일등 공신 또한 효소이다. 맥주는 지방마다 맛과 향이 많이 다르지만 어떠한 맥주든 발효하는 과정에 어김없이 효소가 큰 역할을 한다.

맥주는 발효하는 방식에 따라 많은 형태로 나뉘는데, 그러한 과정의 첫 번째 과정이 주로 효모나 맥아를 적용하는 단계이다. 효모가 생장하면서 자연스럽게

'아밀라아제'라고 하는 전분당화효소가 분비되고 이렇게 분비되는 효소에 의해 탄수화물은 분해(당화)되는 과정을 거친다. 이러한 과정이 연속으로 일어나면서 각 지역마다 독특하고 특색 있는 맥주가 탄생되는 것이다.

맥아를 적용하는 맥주의 발효 과정도 크게 다르지 않은데, 이때에는 맥아가 자체적으로 생성하거나 지니고 있는 효소의 양과 작용시간에 따라 맛과 향이 다르게 나타난다. 효소의 역할에 의해 맛의 변화가 일어나는 것은 맥주뿐만 아니라 식후에 먹으면 기분이 좋아지는 식혜, 추운 겨울에 잘 구워진 가래떡을 한층 더 맛나게 해 주는 조청, 대학시험 때 제일 필요한 선물로 꼽히는 엿 등도 모두 효소의 작용에 의해서 부드러움과 달콤함이 더해진다. 우리가 주목할 것은 많든 적든 이러한 현상 가운데 효소가 작용을 한다는 사실이다.

8) 동물들에게도 건강을 선물하는 효소

최근 동물들도 사람들처럼 많은 질병에 노출되고 있다. 들과 산에서 자유롭게 뛰어 다니던 동물들이 사람들의 욕심 때문에 우리에 갇히거나 운동을 제한 받는가 하면, 사람들처럼 인스턴트식품을 섭취하는 경우도 흔한 일이 되어 버렸다. 이렇다 보니, 사육당하는 동물들에게도 사람과 유사한 질병이 나타나게 되고, 면역체계가 허물어져 바이러스 질환에 쉽게 노출되는 경우도 많아지고 있다. 조류독감이나 구제역 등도 결국에는 이러한 면역체계와 무관하지 않은데, 이때에도 효소가 어김없이 역할을 수행하고 있다. 평상시에 효소가 풍부한 사료를 섭취하는 동물들은 그렇지 못한 동물들에 비해 면역시스템이 더 안정되어 있기 때문에 질병에 노출되는 경우가 훨씬 적어질 수 있다. 이러한 사실을 알고 있는 많은 사료 회사들은 최근 들어 효소를 적극 활용하고 있는데, 반추동물인 소와 염소, 사슴 등에는 셀룰라아제(cellulase) 혹은 자일라나아제(xylanase)를, 닭 등의 조류에는 아밀라아제를, 돼지나

개, 고양이 등에는 판크레아틴(pancreatin) 등을 제공하여 동물들의 건강에 도움을 주고 있다.

5. 효소의 작용

효소는 인체의 신진대사 조절작용에 관여한다. 우리 몸의 신진대사를 담당하는 성분으로 비타민과 미네랄은 이미 잘 알려진 성분이다. 그런데 사실은 신진대사를 담당하는 일꾼 역할은 효소가 하고, 비타민과 미네랄은 보조 역할을 한다. 체내의 수많은 종류의 효소가 각종 신진대사에 관여하고 있다.

예를 들면 혈액순환을 원활히 한다든지 외부로부터 들어온 병균이나 독성 성분을 제거하는 역할, 그리고 음식물의 소화흡수 등의 다양한 역할에 효소가 직접 작용한다. 효소의 자세한 작용기작에 대해서는 한 마디로 말하기는 쉽지 않다. 왜냐하면 우리 몸속에서 일어나는 모든 생명활동의 근저에는 생화학적인 반응이 자리하고 있는데, 각각의 반응마다 각기 다른 종류의 효소가 작용하기 때문이다.

우리 몸속에서 작용하는 효소의 종류는 알려진 것만 해도 수천 가지가 넘는다. 예를 들면, 대표적인 소화효소로는, 먹은 음식물 중에 전분을 분해하는 아밀라아제, 단백질을 분해하는 프로테아제, 지방을 분해하는 리파아제 등이 있다. 이외에도 유당을 분해하는 락타아제, 단백질을 보다 잘게 분해시키는 펩티다아제 등 보다 다양한 효소들이 소화흡수에 관여한다.

소화효소의 기작 중 아밀라아제의 예를 들어보기로 한다. 우리가 먹는 음식물 중 쌀이나 밀, 보리, 옥수수 등에는 전분이 다량 함유되어 있다. 전분은 포도당으로 분해되어야만 체내로 흡수되어 에너지원으로 사용될 수 있다. 전분의 소화는 입안의 침에 있는 효소인 아밀라아제에 의해서 분해되기 시작하여 위의 윗부분에 도달할 때까지 계속 소화가 진행된다. 위를 지나 소장에 다다르면 이자액에 포함되어 있는 탄수화물분해효소인 판크레아틱 아밀라아제(췌장에서 분비되는 아밀라아제)에 의해서 포도당으로 추가 분해된 후 흡수된다.

소화효소 외에도 효소의 종류는 무수히 많다. 사람

이나 동물, 미생물 등 산소를 이용하여 호흡을 하는 모든 생명체는 호흡과정에서 필연적으로 독성산소를 발생시킨다. 그런데 이 독성산소는 세포에 치명적으로 작용하기 때문에 제거되어야 한다. 독성산소를 제거하는 기능을 담당하는 효소가 글루타치온 페록시다아제(glutathione peroxidase), 슈퍼옥사이드디스뮤타아제(superoxide dismutase, SOD, 항산화효소)와 카탈라아제(catalase)이다.

또한 혈액이 응고되어 혈전(혈액덩어리)을 이루면 혈액순환에 장애를 줄 수 있는데, 혈액 안에는 이를 분해하여 혈액순환을 원활히 하는 플라스민이라는 효소가 있다. 또한 외부로부터 병균이 들어오면 '마크로파지'라고 하는 면역세포가 병균을 포집하는데, 이때 면역세포에서 프로테아제 등의 여러 효소가 분비되어 병균을 녹여 없앤다.

이렇게 우리 몸속에서는 생명을 유지하기 위해 효소가 필수적으로 작용하는데, 그 효소의 보유량이 적으면 몸의 여러 기관에서 탈이 난다. 이럴 때 외부로부터 효소를 공급해 주면 기존의 효소의 기능을 대신하여

약화된 신진대사를 활발하게 해 주는 작용을 기대할
수 있다.

1) 효소의 소화작용

효소는 우리 몸에서 아주 다양한 작용에 연관되어 있
는데, 그중 하나가 음식물의 소화흡수에 관여하는 일
이다. 우리가 먹는 음식물은 크게 탄수화물, 단백질, 지
방의 성분으로 나눌 수 있다. 이들 성분은 분자 크기가
무척 커서-물론 탄수화물, 단백질, 지방 분자가 우리
눈에 보이지는 않는다- '거대 분자'라고 한다. 우리 몸
이 이러한 거대 분자를 이용하기 위해서는 우선 이 거
대 분자를 잘게 쪼개야 한다. 콩을 맷돌이나 믹서기로
가는 장면을 연상하면 된다.

탄수화물의 소화
탄수화물(carbohydrate)에는 섬유소, 녹말, 글리코겐
등의 거대 분자, 그리고 두 개의 당으로 이루어진 이당

류인 설탕(포도당+과당), 유당(포도당+갈락토오스), 엿당 혹은 맥아당(포도당+포도당) 등이 있고 포도당, 과당, 갈락토오스 등의 단당류가 있다.

한편, 섬유소는 소장의 효소에 의해 분해되지 않고 대장 내의 미생물에 의해서만 일부 분해된다. 그 외에 앞에서 언급된 탄수화물은 소화기관을 거치면서 효소에 의해 단당류로 분해되어 흡수된 후 우리 몸에 유용한 물질로 사용된다. 탄수화물의 소화는 침에 있는 효소인 아밀라아제에 의해서 분해되기 시작하여 위의 윗부분에 도달할 때까지 계속 소화가 진행되며 위를 지나 소장에 다다르면 이자액에 포함되어 있는 아밀라아제에 의해 단당류로 분해, 흡수된다.

단백질의 소화

단백질(protein)은 입 속의 침에 의해서는 거의 분해되지 않고 위에서 산성프로테아제(펩신)에 의해 일부 분해된다. 소장에 도달하여 중성프로테아제인 트립신, 키모트립신(chymotrypsin) 등에 의해서 펩타이드(peptide) 단위로 잘라져서 소장에서 흡수되기도 하고 일부는 카르복시펩티다아제(carboxypeptidase), 아미노펩티다아제(aminopeptidase) 등에 의해 아미노산(amino acid) 단위로 분해되어 흡수되기도 한다. 또한 이러한 단백질의 흡수는 보통 성인보다 영아인 경우에 흡수가 더 잘 되는데, 신생아가 모유 속의 항체를 받아들여 체내의 면역력 증강이 되는 것도 이런 원리이다.

지질의 소화
지질(脂質, lipid)은 우리 몸속에 존재하는 물질 가운데 물에 잘 녹지 않는 물질을 총칭하는 말로서, 상온에서 굳는 고체 형태이면 **지방**(fat)이라 하고 상온에서 흐르는 액체 형태이면 유지 혹은 **기름**(oil)이라고 부른다.

지질의 소화는 소장에서 이자액에 포함되어 있는 리파아제에 의해서 분해되어 흡수된다. 지질은 물에 녹지 않는 큰 소수성(hydrophobic) 덩어리로서, 그 자체는 리파아제에 의해 분해되기 어려운 덩어리로 존재한다. 쓸개에서 분비되는 담즙산이 이런 큰 지질덩어리를 싸서 리파아제에 의해 분해될 수 있도록 마이셀(micelle)이라는 직경 4~7나노미터(nm)의 작은 지질

덩어리로 유화시킨다. 트리글리세라이드(triglycerides, TG)라 불리는 지방은 리파아제에 의해서 모노글리세라이드(monoglyceride) 1분자와 지방산 2분자로 나뉘어 흡수된다.

2) 효소의 항염증작용

효소의 작용 중 소화작용과 더불어 가장 중요한 기능 중의 하나가 항염증작용이다. 그 예로서 열대 지방에서 수세기 이상 약용식물로 이용되어 온 파인애플로부터 추출한 식물성 효소인 브로멜라인(bromelain)을 들 수 있다. 브로멜라인은 고기, 우유 등의 단백질을 소화시키는 프로테아제의 일종인데, 소화작용뿐만 아니라 소화기관의 심각한 병인 위궤양을 치료하는 데에도 사용된다. 글루코사민과 방사성의 황(sulfur)을 위 점막에서 흡수하면 궤양 치료가 빨라지는데, 브로멜라인을 함께 처방하면 글루코사민의 흡수는 30~90퍼센트 높아지고 황의 흡수는 50퍼센트 높아진다.

생리통에서 관절염에 이르기까지 대체적으로 모트린(Motrin), 나프로신(Naprosyn)과 같은 비스테로이드계 항염증 치료제를 쓰고 있는데, 이것은 염증 완화에는 효과적이다. 그러나 혈전을 녹이는 작용이 없고 더 나아가 장기간 복용하면 간과 신장, 소화기에 부작용을 나타낸다. 그렇지만 브로멜라인은 어떠한 부작용도 나타내지 않고 항염증작용을 한다. 효과를 증대시키기 위해서는 플라보노이드(flavonoid)와 비타민 C를 함께 복용하는 것이 효과적이다.

또한 브로멜라인은 외상을 치료하는 데에도 효과가 있고 외과수술, 치과수술 후에 통증을 가라앉히고 염증을 완화시켜 주는 데에도 효험이 있다.

그리고 브로멜라인은 기관지의 치료에도 효능이 있어 가래의 양을 줄이는 데에도 효과가 있고, 기관지 치료제인 아목시실린(Amoxycillin)과 함께 처방하면 아목시실린의 흡수를 증대시켜 치료효과를 높인다.

나아가 항생제의 작용을 높여 준다. 기관지염, 폐렴, 직장의 종기 등의 치료에 항생제와 함께 브로멜라인을 함께 처방하면 치료기간을 단축시킬 수 있다.

브로멜라인과 같이 항염증작용을 나타내는 효소로 파파인(papain)을 들 수 있는데, 파파인은 열대식물인 파파야로부터 추출한 프로테아제로서 감기, 기관지염 등에서 나타나는 염증을 줄이는 데에도 효과적이고 수술 후의 통증이나 염증을 가라앉히는 데에도 효과가 있다.

3) 효소의 혈액순환 촉진작용

순환기 질환은 우리가 익히 잘 알고 있듯이 혈중 콜레스테롤 수치, 심장 관상동맥 이상 여부와 직접적인 관련이 있다. 전통적으로, 순환기 질환의 치료와 예방 차원으로 수많은 식이요법이 시행되고 있는데, 효소치료도 그중 중요한 한 방법이다.

우리 몸에 필수적인 산소와 영양분에서부터 상처를 치료할 때 필요한 백혈구와 혈소판 등에 이르기까지, 온몸을 흐르는 순환계를 통해서 모두 공급 받는다. 순환기의 항상성은 혈액의 용혈과 응고가 끊임없이 일어남으로써 조절된다고 볼 수 있다. 혈액응고와 관련이 있는 트롬빈(thrombin)과 혈전용해와 관련이 있는 플라스민 모두 단백질을 분해하는 효소인 프로테아제의 일종이다. 외부로부터 투여한 효소는 혈관 내의 혈류를 방해하는 혈전 및 노폐물, 독소 등의 성분을 직접 제거하기도 하며, 혈전 성분을 분해할 수 있는 효소(플라스민)를 활성화시키는 작용도 하여 직간접적으로 순환기 관련 여러 질병 치료에 도움을 줄 수 있다.

4) 효소의 면역작용

인체는 외부로부터의 방어기작으로 면역기구(immune system)를 가지고 있다. 그것은 혈액 속에 있는 마크로파지와 NK cell(natural killer cell, 내추럴 킬러 세포) 등이 관여하는 세포성 면역(cellular immunity), B림프구와 T림프구 등이 분화되어 항체를 생성하고 각종 세포성 면역에 관계하는 세포를 활성화시키는 체액성 면역(humoral immunity)으로 대표된다. 이러한 면역반응을 살펴보면, 효소가 직접적으로 작용하는 것을 알 수 있다. 특히 혈액 속에 존재하는 마크로파지가, 몸속의 노폐물과 병원균을 없애는 과정에서 프로테아제 등의 가수분해효소를 분비하여 이들 노폐물과 병원균을 제거한다. 또한 항체를 만들어 내는 복잡한 과정에서 수많은 면역글로불린(immunoglobulin) 등이 생성되는데, 여기에 단백질분해효소의 일종인 세린에스터라아제(serine esterase), 단백질 키나아제(protein kinase) 등이 관여한다.

5) 효소의 항암작용

막스 울프(Max Wolf) 박사는, 1950년 초에 이미 어떤 종류의 효소가 암세포 성장 억제에 가장 효과가 있는지 알아보았다. 이때 실험은 정상 세포에는 영향을 미치지 않는 조건하에서 수행되었다. 25년 동안 5만 명의 암환자에게 시험하였는데, 한 종류의 효소보다 여러 종류의 효소를 한꺼번에 복합적으로 투여하는 것이 효과가 좋음을 확인하였다. 효소가 암을 억제하는 가장 큰 작용으로는, 암세포가 성장하기 위하여 특정 신체 부위(혈관 벽이나 조직)에 정착할 수 있도록 도움을 주는 접착 성분(glue)을 제거하여, 전이를 막고 암세포들 간의 결합을 막는 것이다. 이후 효소의 항암작용은 1960년대에 도널드 켈리(Donald Kelly)라는 암치료에 관심이 많았던 치과의사에 의해 본격적으로 시작되었고 그 뒤 니콜라스 곤잘레스(Nicholas Gonzalez)라는 의사에 의해 더욱 발전되어, 최근 미국 국립보건기구에 의해 그 가치가 새로이 조명되고 있다.

6) 효소의 항바이러스 작용

효소는 바이러스를 싸고 있는 외피 단백질을 분해시켜 바이러스를 직접 파괴하기도 한다. 그리고 **면역복합체** (immune complex)를 분해하여 몸속의 면역체계에 의해 제거될 수 있게 하며, 또한 간접적으로 면역체계를 활성화시켜 바이러스나 그로 인한 질병으로부터 우리 몸을 보호하는 기능을 할 수 있게 도와준다.

　도러(Dorrer, 1965) 박사와 바츠(Bartsch, 1968) 박사는 헤르페스 바이러스로 인한 질병인 대상포진에 각각 복합효소(미생물발효효소)와 프로테아제를 처리하여 치유효과를 보았다. 그 외에도 사마귀, 폐렴, 감기 등에 효소 처리를 할 경우, 증상이 완화되거나 완전히 억제되는 효과를 확인하였다. 기타 작용으로는 정장기능 개선, 아토피 피부 예방, 피부질환 개선 등이 있다.

효소는 건강의 시작

6. 질병 치료와 효소

우리 몸은 머리끝부터 발끝까지 모두 세포로 이루어져
있다. 세포로 이루어졌다는 말은, 세포가 살아가기 위
해 효소의 작용이 필요하다는 말이다. 즉 우리 몸에는
머리끝부터 발끝까지 효소가 존재한다고 할 수 있다.
최근에 검색해 본 논문의 제목을 보면 다음과 같은 제
목이 눈길을 끈다. 눈의 망막에 존재하는 항산화효소,
피부에 존재하는 퍼옥시리독신(peroxiredoxin) 효소,
간 조직에 존재하는 항산화효소, 인체 전체에 골고루
퍼진 항산화효소, 입 속의 아밀라아제, 위장의 소화효
소, 췌장의 복합효소와 리파아제, 폐에 존재하는 산화
효소, 신장에 존재하는 합성효소, 자궁에 존재하는 대
사효소, 혈액과 뼈에 존재하는 다양한 효소 등 이루 헤
아릴 수 없이 많은 효소가 존재한다.

이처럼 인체의 장기에 수없이 존재하는 효소에는 각기 고유한 기능이 있다. 이제 인체의 장기와 효소에 관해 살펴보자.

1) 간과 효소

간은 아주 다양한 기능을 하는데, 대표적으로 우리 몸에 필요한 성분을 합성하고 몸에 해로운 물질을 제거한다. 예를 들면 글리코겐, 단백질, 지질, 핵산, 비타민 등을 합성하고 유독한 암모니아를 요소의 형태로 만들어 신장에서 배출한다. 이와 같은 기능을 간에서 직접 담당하는 일꾼이 바로 효소이다. 필요한 성분을 합성하거나 해로운 물질을 제거하는 데 참여하는 효소는 수없이 많은데, 그 반응에 따라 각기 다른 종류의 효소가 관여한다.

최근에는 간에 존재하는 효소 중에서 P450이라는 효소에 주목하여 많은 연구가 이루어지고 있다. 간에서 발생하는 주된 질병은 간염이다. 간염은 주로 바이러스에 의해 발생하고 과음이나 약의 남용에 의해 발생하기도 한다. 간은 쓸개관을 통해 십이지장에 연결되어 있고 해독기능을 담당하기 때문에 외부의 균이나 해로운 물질에 쉽게 노출된다. 이로 인해 간염이 발생하는 것이다.

간염을 비롯한 간의 질환을 치료하는 데도 효소를 복용하면 도움을 받을 수 있다. 효소에는 소화를 돕는 효소가 있는가 하면 치료기능을 갖는 효소가 있다. 또한 여러 가지 효소가 적절한 양으로 조합되어야만 높은 치료기능을 보일 수 있다. 적절한 효소를 적당한 비율로 투여하게 되면 간의 염증을 줄이고 붓기를 없애며 고통을 줄일 수 있다.

또한 효소는 면역력을 높여 간에 있는 바이러스 등을 제거하는 데 도움을 준다. 그리고 혈액순환을 원활하게 하여 염증 부위에 충분한 영양분과 산소를 공급하여 조직의 빠른 회복을 도와준다. 추가적으로 효소는 노폐물이 빠져 나가는 것을 촉진한다.

이와 같은 효소의 작용으로 인해 간에 생긴 질병을 치료하는 데 중요한 도우미 역할을 하는 것이다. 치료

기능의 효소뿐만 아니라 소화효소를 복용하여 소화흡수를 잘 하게 하는 것 또한 간 질환을 치료하는 데 도움이 된다. 소화흡수를 잘하여 충분한 영양을 흡수하는 것이 중요할 뿐만 아니라 소화흡수가 안 됨으로 인해 생기는 부작용을 없애기 위해서도 식품효소의 복용은 중요하다. 왜냐하면 소화흡수가 잘 안 되면 결과적으로 소화되지 않은 음식물이 장에서 유해균에 의해 부패되고 그로 인해 수소, 암모니아 등의 유해 가스가 발생한다. 그리하여 발생한 가스를 간에서 해독하느라 간의 피로를 가중시킬 수 있기 때문이다.

나이가 들면 우리 몸에는 효소의 양이 현격히 줄어든다. 효소의 양이 줄어들면 혈액순환도 나빠지고 면역기능도 떨어지며 소화기능도 저하된다. 그러한 이유로 나이가 들면 각종 질병이 많이 발생하게 되는 것이다. 따라서 간의 건강 유지 및 간 질환의 치료를 위해서는 다양한 조성의 식품효소를 일상적으로 보충하는 것이 바람직하다.

2) 류머티즘 관절염과 효소

관절염은 통상 관절 안에 생기는 염증을 일컫는데, 원인과 현상도 아주 다양하다. 그중 하나가 류머티즘 관절염인데, 그 원인은 아직 정확히 알려져 있지 않다. 다만 면역의 부작용으로 생긴다는 것이 주된 학설이다. 유전적으로 혹은 체질적으로 류머티즘 관절염에 걸리기 쉬운 사람들이 어떠한 외부적인 자극을 받으면 이 병이 생긴다고 추측하고 있을 뿐이다. 류머티즘 관절염은 전체 인구의 약 1퍼센트 전후의 비율로 발생하며 여자들이 남자들보다 3~4배 더 잘 생기고 대개 30~50대에 발병하는 경우가 많지만, 드물게는 소아나 노인들에게도 발병한다.

류머티즘 관절염의 증상들은 소위 염증반응 때문에 생기는데, 관절 내의 활액막염이 주로 문제가 된다. 활액막은 관절을 싸고 있는 얇은 막인데, 이곳에 염증이 발생하면 관절이 붓고 통증이 생기며 만지면 다른 곳보다 더 따뜻하게 느껴진다. 시간이 경과하면 이러한 활액막염이 관절의 뼈를 파괴하기도 한다. 아침에 일어난 후 30분이 지나도 손 등의 관절 강직이 풀어지지 않으면, 류머티즘 관절염을 제일 먼저 의심해야 한다.

류머티즘 관절염을 치료하는 방법으로는 약물요법과 운동, 열찜질, 냉찜질, 수술 등이 있다. 약물요법에 사용되는 약으로는 아스피린과 같은 비스테로이드계 소염제, 호르몬의 일종인 부신피질 스테로이드제, 페니실라민(penicillamine) 등의 항류머티즘제를 사용하는데, 사람마다 맞는 약이 따로 있다. 그런데 이 약들은 장기 복용하면 소화장애, 골다공증, 고혈압, 당뇨 등을 유발하거나 간 기능에 장애를 줄 수 있다. 즉, 관절염을 치료하면서 다른 병을 불러올 수도 있다는 것이다. 그러므로 사람마다 체질에 맞는 약을 의사로부터 처방받아 복용하는 것이 바람직하다.

효소는 류머티즘 관절염의 통증을 없애고 부은 것을 줄여 주며 열을 내려 준다. 또한 관절염의 증상을 줄여 주는 데 그치지 않고 면역력을 높여 주고 관절에 쌓인 면역복합체를 없애 주어 관절염을 원천적으로 치료하는 데 도움을 준다. 이런 목적으로 효소를 복용하는 경우는 빈속에 효소를 복용하는 것이 좋다. 물론 어떤 효소든지 관절염의 치료에 도움이 되는 것은 아니고 이에 적합한 효소가 따로 있다. 효소요법의 장점은, 위에서 언급한 관절염 치료약들과는 달리 효소를 복용했을 때 부작용이 무척 적게 나타난다는 것이다.

3) 혈액순환과 효소

혈액순환이 잘 되어야 우리 몸이 정상적으로 생명을 유지할 수 있다. 각 기관의 세포는 심장으로부터 몸의 각 기관으로 흐르는 혈액을 통해 산소와 영양분을 공급받을 수 있기 때문이다. 또한 병균으로부터 몸을 보호할 수 있는 백혈구와 항체도 혈액을 통해 운반된다. 혈액순환에 장애를 일으키는 질환은 대부분 혈중 콜레스테롤 수치가 높을 때와 심장 관상동맥에 이상이 있을 때 나타난다. 혈액순환과 관련한 질환, 즉 순환기 질환의 치료와 예방 차원으로 수많은 식이요법이 시행되고 있으며, 효소를 먹거나 주사로 주입하는 효소치료도 이 중 중요한 한 방법이라 할 수 있다.

혈액순환이 잘 안 되는 직접적 요인인 혈전(혈액덩어리)이 생기면, 혈액 속에 있는 효소는 이를 분해하여 혈액순환이 잘 되게 한다. 또한 상처가 나서 외부로 혈액이 노출될 때에는 효소에 의해 혈액이 응고되어 혈액의 손실을 막는다. 혈액순환이 정상적으로 이루어지기 위해서는 혈액의 용혈과 응고가 끊임없이 일어남으로써 조절되어야 한다. 혈액응고와 관련이 있는 트롬빈과 혈전용해와 관련이 있는 플라스민 모두 효소의 일종이다.

외부로부터 투여한 효소는 혈관 내의 혈류를 방해하는 혈전 및 노폐물, 독소 등의 성분을 직접 제거하기도 한다. 또한 혈전 성분을 분해할 수 있는 효소(플라스민)를 활성화시키는 작용도 하여 직간접적으로 순환기 관련 여러 질병, 즉 뇌경색증, 뇌출혈, 고혈압, 동맥경화증, 고지혈증 등의 예방 및 치료에 큰 도움을 준다.

효소를 혈관에 직접 투여하지 않고 복용을 통한 치료를 하게 되면 여러 가지 장점이 있다. 부작용이 없고, 출혈이 없으며, 모든 연령층에 다양하게 적용할 수 있다. 또한 면역력을 저하시키지 않으며, 당뇨병 환자에게도 별 무리 없이 적용할 수 있을 정도로 안전하고 화학요법이나 다른 치료와 병행하여 시행할 수도 있다.

4) 암과 효소

암을 유발하는 요인은 아주 다양한데, 유전적인 요인, 잘못된 식습관, 흡연, 스트레스, 환경적인 요인 등이 대표적이다. 최근의 연구결과에 따르면 특히 유전자에 의한 원인이 가장 크다고 할 수 있다. 즉 여러 원인이 결국 유전자에 이상을 초래하여 세포가 비정상적으로 증식하게 된다. 식습관의 관점에서 살펴보면, 지방을 섭취하는 대신 과일이나 채소, 곡물 등을 많이 섭취하면 암의 발병을 예방하는 데 도움이 된다.

사람은 일생을 살아가는 동안 수없이 많은 세포분열을 한다. 이 과정에서 오류가 생겨 정상적인 세포가 비정상적인 세포로 변화되는데, 이렇게 변화되어 영원히 죽지 않는 세포가 암세포이다. 건강한 사람의 몸에도 수천 개의 암세포가 있지만 그것이 모두 암으로 발병하지는 않는다. 우리 몸의 면역체계는 수천 개에 이르는 이러한 비정상적인 암세포들을 인식하여 항체를 만들어 낸다. 또한 마크로파지라고 불리는 면역세포는, 우리 몸속에서 암세포들이 암으로 발병하지 않도록 암세포들을 제거한다.

만약 우리 신체 내의 면역체계가 이런 작용을 하지 못하면, 암세포는 신체 내의 여러 기관에 부착, 증식하여 암으로 진행된다. 보통 암세포가 종양으로 발병되는 과정에는, 암세포가 세포 표면의 항원(Ag)을 두껍고 끈끈한 피브린(fibrin) 막으로 뒤덮어 항체에 의한 인식을 막고, 결국 이 피브린 덩어리가 서로 단단하게 뭉치게 된다.

몇몇 효소들은 이런 피브린 막을 녹여 내어 암세포의 항원을 표출시켜 면역체계가 암세포를 인지, 제거하는 데 도움을 준다. 암괴사인자(tumor necrosis factor, TNF)는 암세포와 바이러스를 직접 공격하기도 하고, 마크로파지를 자극하여 면역체계를 활발히 작동하게 하는 인자이다. 암환자에게 효소혼합물을 투여할 때, 마크로파지와 TNF가 많이 생성된다. 암세포는 정상 세포보다 효소에 더 민감하다. 즉, 효소를 투여하여 만들어진 마크로파지와 TNF가 정상 세포보다 암세포를 더 많이 공격한다. 또한 효소는 암세포가 혈관 벽이나 조직 내에 달라붙게 하는 '접착 성분'을 제거하여 전이를 막고, 암세포들 간의 결합도 막는다.

효소가 암세포를 제거하는 데 관여하는 방식은 앞에서 설명한 세 가지 이론적 원리로 요약할 수 있다. 첫째, 암세포의 표면을 녹여 내어 면역세포가 공격하기 좋게 하고, 둘째 암세포를 공격하는 면역세포가 많이 만들어지게 하며, 셋째, 암의 전이와 암조직이 커지는 것과 관련한 암세포의 표면인자를 분해한다.

따라서 암을 치료할 때에는 소화효소의 충분한 섭취가 필요하다. 암환자는 암과 싸우기 위해 정상인보다도 많은 영양을 섭취해야 하는데, 항생제에 의존하는 기존의 암치료 방법은 도리어 식욕을 떨어뜨려 영양실조에 걸리는 일이 허다하게 일어난다. 암환자가 죽는 결정적인 요인 가운데 면역 결핍과 영양 결핍이라는 보고를 상기할 필요가 있다. 음식 섭취를 충분히 하고 소화효소를 복용함으로써 충분히 영양을 공급한다면,

보다 현실적으로 암치료가 이루어질 수 있을 것이다. 암치료를 하는 기존의 방법 즉, 수술, 방사선 치료, 항암제에 의한 치료 시에 기능성 효소와 소화효소를 포함하는 효소치료를 병행하면, 단일 치료 시보다 더 큰 효과를 볼 수 있고 또한 기존의 치료방법에 따른 부작용도 줄일 수 있다.

5) 바이러스와 효소

바이러스는 자기 자신이 스스로 자손을 만들어 복제할 수 없다는 측면에서는 생명체가 아니지만, 자신의 유전 정보를 가지고 있다는 측면에서는 생명체로 분류할 수 있다. 사실상 바이러스는 지구상의 모든 곳에 존재하며 그 종류와 수도 헤아릴 수 없이 많다. 그 가운데 일부분만이 질병을 일으킨다.

바이러스에 의해 발병하는 질병에는 광견병(rabies), 독감(influenza), 소아마비(polio), 홍역(measles), 수두(chicken pox), 간염(hepatitis), 에이즈(HIV 바이러스)

등 여러 가지가 있다. 바이러스는 유전 정보를 가진 DNA, RNA가 동그랗거나 막대 모양의 단백질 외피에 싸인 모양을 하고 있다. 바이러스는 그 자체로 증식하지 못하고, 숙주세포 내에 들어가 숙주세포에서 자신들의 증식에 필요한 성분을 이용하여 증식한다. 바이러스의 단백질 외피는 숙주세로로의 침투와 증식의 일련의 과정에서 중요한 역할을 하고, 우리 몸의 항체와 결합해 항원–항체복합체(immune complex)를 형성하며, 혈액 속을 떠나다니다가 조직세포 내에 흡착되어 염증을 유발할 수 있다.

효소는 바이러스를 싸고 있는 외피 단백질을 분해시켜 직접 바이러스를 파괴하기도 하고, 이러한 면역복합체를 분해하여 몸속의 면역체계에 의해 바이러스가 제거될 수 있게 한다. 또한 간접적으로 면역체계를 활성화시켜, 바이러스나 그로 인한 질병으로부터 우리 몸을 보호하는 기능을 할 수 있게 도와주기도 한다. 바이러스성 질병에 효소처리를 한 예를 보면, 인플루엔자에 걸린 환자에게 프로테아제를 처방하여 치료한 예가 있으며, 헤르페스 바이러스(herpes virus)로 인한 질병인 대상포진에 각각 효소혼합물과 프로테아제를 투여하여 치유 효과를 보인 보고가 있다. 그 외에도 사마귀, 폐렴, 감기 등에 효소처리를 할 경우, 증상을 완화하거나 완전히 억제하는 효과가 나타났다.

6) 소화기 장애와 효소

소화기 장애에 대한 증상은 아주 다양한데, 그중에서 설사, 변비, 위궤양 등이 일반적으로 흔히 겪는 소화기 장애이다. 건강한 사람의 변은 약 70~80퍼센트가 수분인데, 수분이 더 많아져서 물 같은 액체 상태가 되는 것을 설사라고 한다. 설사는 세균, 바이러스, 자극적인 음식물, 과음, 과식, 스트레스 등으로 발생한다고 알려져 있다. 미생물이 장에 침입하여 생기는 감염성 설사 외에 과식으로 인한 경우, 우유 알레르기나 알레르기성 위장염같이 알레르기성 설사도 있으며, 항생제를 많이 사용한 경우에도 설사를 일으킬 수 있다. 또한 장의 염증이나 수술 등으로 장의 일부분이 결손되었을 때, 흡수 장애나 면역결핍증 등이 있을 때도 설사가 동반된다.

또한 변비는, 80퍼센트가 잘못된 식생활과 배변 습관 때문에 발생한다. 즉, 과도한 지방, 단백질, 탄수화물 위주의 식사와 카페인, 알코올, 육식 등의 식습관과 아침식사를 거르거나 변의를 묵살하여 대장 운동이 부족한 데에 기인한다. 그리고 나머지 20퍼센트가 약물, 정신질환, 내분비 대사장애, 기능적·기질적 장관 이상, 통증성 항문질환, 과민성 대장증후군 때문에 일어난다고 한다.

위궤양은, 가벼운 속 쓰림 등의 거북한 증세에서 시작하여 위염을 거쳐 이어지는 경우가 많은데, 결과적으로 위벽이 손상되어 나타나는 병이다. 위벽이 손상을 입게 되는 원인을 살펴보면, 위벽이 갑작스런 자극으로 인한 경우, 자가면역에 의해 항체가 위산과 펩신이라는 분해효소를 분비하는 세포들에 과도하게 붙은 경우, 헬리코박터 파이롤리라는 미생물에 의해 감염이 일어난 경우, 자극적인 음식물과 음주, 또는 방사능 치료나 약물 등의 과도한 복용으로 인해 손상을 입기 시작해 궤양으로 이어지는 경우가 대부분이다.

이와 같은 소화기 장애에도 효소를 복용하면 상당한 개선 효과를 볼 수 있다. 효소는 각종 소화기 장애의 원인이 되는 음식물의 부적절한 소화, 흡수를 개선시켜 음식물로 인한 스트레스를 줄여 준다. 또한 영양 흡수를 원활히 하여 몸의 신진대사가 원활히 이루어지도록 돕고, 인체의 면역력을 높여 각종 감염을 줄이는 등 증상의 개선과 치료에 직간접적인 도움을 준다. 효소는 설사로 인해 약해진 몸의 신진대사를 활발하게 하며, 신체 내의 불균형해진 수분 균형을 정상화하는 데 도움을 준다. 더불어, 소장 등의 소화기 내로 유입된 세균이나 미생물을 직접적으로 제거하여, 세균 감염에 의한 설사를 예방하고 치료할 수 있다.

또한 효소는 우선적으로 변비의 원인이 되는 음식물을 충분히 소화하고 분해하여 음식물에 대한 스트레스를 줄여 주고, 변비로 인한 대장 내 음식물 찌꺼기와 노폐물을 분해하여 변비로 인한 가스, 복부팽만감, 두통 등의 차후 증상을 개선한다. 장내 유용한 유산균이 자리 잡을 수 있도록 유해한 미생물을 제거하여 대장운동이 정상적으로 이루어지게 한다. 나아가 효소는 위에서 위산 분비와 펩신 분비를 정상적으로 할 수 있게 도와주며, 세균이나 미생물 감염을 줄여 주고, 과도한 염증 반응을 없애 주기도 한다.

7) 신장과 효소

우리 신체가 원활히 대사를 하기 위해서 음식물의 소화, 흡수와 더불어 중요한 것이, 몸의 노폐물을 땀이나 대소변으로 원활히 배출하는 것이다. 복잡한 거리에서 신호등이 차량의 원활한 통행을 돕듯이, 우리 몸에서 원활한 통행과 배출의 역할을 하는 기관은 신장이다. 신체 구석구석의 노폐물을 혈액으로 운반하여 거르는 곳이 신장인데, 신장에 이상이 생기면 우리 몸은 노폐물 제거에 어려움을 겪으면서 이상 징후를 보이고 갖가지 합병 징후를 나타낸다.

　신장은 30세가 넘어가면서 그 기능이 조금씩 저하되어 70세쯤 되면 정상 신기능의 50퍼센트 정도에 이르게 된다. 일반적 사람은 하루에 평균 1~1.5리터의 소변을 배출하며 수분 섭취 정도에 따라 소변의 양이 달라진다. 체내에 있는 노폐물을 배출하기 위해서는 하루에 최소한 0.5리터의 소변을 보아야 하는데, 흡수한 수분의 양과 체내의 노폐물 정도 등에 따라 소변량이 차이가 날 수 있다.

우리의 신체는 정교하게 이루어져서 일부 기능이 손상되더라도 원래의 기능으로 복원하려는 노력을 한다. 신장 역시 그 기능의 20~30퍼센트가 감소되어도 임상적으로 큰 변화가 느껴지지 않으며, 신기능이 점차 감소되어 감에 따라 전신 무력감, 식욕 부진, 체중 감소 등의 증세가 생길 수 있으나 신장 기능과 관련된 특별한 증세가 나타나지 않는 경우도 있다. 신장 이상의 징후를 보면, 몸이 붓는 부종, 전신 무기력증, 관절염, 소변을 시원하게 보지 못하고, 소변을 볼 때 통증을 느끼며, 소변의 색이 붉은 색으로 보이는 경우를 들 수 있다. 물론 이러한 증상은 신장의 이상과 더불어 요도, 전립선 등의 이상을 동반하기도 한다.

신장 이상은, 감염에 의한 경우, 탈수 또는 저혈압 등으로 인해 신장으로 가는 혈류량이 감소되어 일어나는 경우, 신장이 독성 물질이나 약물 등으로 파괴되어 생기는 경우, 소변이 체외로 배출되는 통로가 막혀서 생기는 경우, 그리고 당뇨, 고혈압 등이 원인이 되어 생길 수 있다. 이와 같은 원인으로 신장 이상이 생기면 신장염, 만성신부전, 신증후군 등의 질환으로 이어지고 더 악화되어 신장이 90퍼센트 이상 기능을 상실하면 신장 이식을 받거나 투석을 해야 한다.

이렇게 신장에 이상이 생기면 소변을 제대로 볼 수 없다. 과도하게 소변을 보면 혈액이 흘러나오고, 당이나 단백질이 소변에 섞여 나와 거품이 보이기도 한다. 체내에 노폐물이 많이 쌓이고 전해질에 이상이 생기며, 체내에 수분이 과도하게 축적되어 몸이 붓는다. 그리하여 체내에 쌓인 노폐물 때문에 무력감과 오심, 구토 등이 생기고, 빈혈과 뼈의 약화, 고혈압 등으로 악화되어 간다.

이러한 신장질환을 예방하고 치료하는 경우에도 효소가 큰 도움을 줄 수 있다. 효소가 가지고 있는 노폐물의 분해, 제거 작용은 혈액 내의 노폐물을 제거하는 데에도 직접적으로 작용하여 신장의 부담을 줄여 준다. 효소는 신장 내의 염증을 제거하고, 신장 염증의 원인 인 병원균을 분해, 제거하는 직접적인 역할을 하며, 신장 이상으로 생긴 부종을 개선시킨다. 또한 효소는 혈액순환을 원활히 하고, 소화를 도우며, 면역작용을 증강시키는 기능이 있어 우리 몸의 신진대사를 활발히 하여 신장의 기능을 개선하는 데 간접적으로도 기여한다. 효소는 분해 및 배출 역할을 한 후 하루 내에 분해, 흡수되어 노폐물로 남지 않기 때문에, 식이요법을 시행하는 신장 이상 환자들이 효소를 함께 섭취하면 부작용 없이 치료 효과를 높일 수 있다.

8) 뇌기능과 효소

뇌는 우리가 섭취하는 에너지의 많은 부분을 소모하는 중요한 기관인데, 이때 뇌의 작용에 사용되는 에너지원은 모두 포도당이다. 이러한 포도당은 우리가 섭취하는 영양소 가운데 탄수화물로부터 가장 많이 얻어진다. 인체 내에서 포도당을 얻는 과정 중에 효소가 핵심적인 작용을 한다. 그런데 이러한 탄수화물의 섭취가 부족해질 경우, 간에서 지방질과 단백질의 구조를 변형하여 다시 포도당으로 전환하기도 한다. 이러한 반응 또한 언제나 효소가 그 중심에 있다.

뇌와 연결되어 있는 뒷목 부위에는 '브레인스 베리어(brains' barrier)'라는 막이 있는데, 이 막을 통과할 수 있는 영양소는 한정되어 있다. 이 막은 불특정 단백질이나 거대 분자가 들어가지 못하도록 막는다. 이때 효소가 뇌에서 필요로 하는 한정된 영양소를 작은 단위로 분해하는 역할을 한다. 그럼으로써 항상 명석한 뇌를 유지시켜 주거나, 뇌기능을 보다 뛰어나게 만들어 주고 있다.

효소는 혈액순환을 좋게 함으로써 몸속의 각 기관과 세포에 산소 및 영양 공급을 충분하게 해 준다. 결국 필요한 조직과 세포에 포도당이 공급되면 혈액 중에 존재하는 당의 농도는 낮아진다. 또한 효소는 당뇨병으로 인한 동맥경화나 뇌경색 등의 합병증의 예방에도 도움을 줄 수 있다. 따라서 혈액순환의 개선을 통한 뇌기능의 증대가 가능하게 되는 것이다.

9) 알레르기와 효소

꽃이 피기 시작하는 봄이 되면 꽃가루와 나무 송진가루 등으로 고통 받는 사람들이 있는데, 바로 꽃가루 알레르기와 나무 송진 알레르기 때문이다. 알레르기는 일종의 면역반응이다. 우리 몸은 인체면역시스템이 작동하여 스스로 건강한 상태를 유지하려고 한다. 이를 '항상성'이라 한다.

면역시스템은 선천적 면역과 후천적 면역으로 나눌 수 있다. 선천적 면역의 특징은 '즉각 반응한다, 인체 감염을 줄여 준다, 기억 능력이 없다' 등이 있다. 후천적 면역의 특징은 '서서히 반응한다, 감염을 없애 준다, 기억 능력이 있다(같은 균이 침투할 때 면역을 활성화시켜 준다)' 등을 들 수 있다.

이러한 면역시스템은, 2011년 면역에서 중요한 역할을 하는 **수지상세포**(樹枝狀細胞, dendritic cell)에 대한 연구가 노벨상을 수상하게 되면서 우리와 더욱 친근해졌다. 면역반응은 우리 몸 안에 들어오거나 존재하는 물질을 나(自己)와 남(非自己)으로 구분해 자기는 보호하고 '남'은 죽이는 것인데, 이를 처음 결정하는 세포가 바로 수지상세포이다.

우리 몸의 어느 부분이든지 알레르기에 의하여 질병이 발생할 수 있다. 알레르기 질환은 호흡기 및 눈에 발생하는 경우, 피부에 발생하는 경우, 위장관에 발생하는 경우, 전신으로 발생하는 경우 등으로 나누어 볼 수 있다. 여기서는 여러 가지 질환 가운데 가장 흔한 몇 가지에 대해서만 살펴보자.

알레르기와 호흡기 관련으로는 알레르기 비염이 대표적인데, 알레르기 비염은 발작적인 재채기, 맑은 콧물, 코막힘 등이 주된 증상으로서 눈과 코 주위의 가려움증이 동반되는 경우도 있다. 또한 후각의 감소, 두통 등이 있을 수 있으며 축농증(일반적으로 부비동염)이나 중이염 등이 함께 생길 수 있다. 봄이 되면 이러한 질환이 증가하는 것을 계절성 알레르기 비염이라고 하며, 일부의 경우 1년 내내 나타나기도 한다. 소아의 경우

약 10퍼센트, 사춘기의 경우 10~15퍼센트에서 이러한 증상이 나타난다.

　기관지천식은 알레르기에 의하여 기관지 점막에 만성적인 염증이 생기는 병이다. 천식은 우리나라를 비롯하여 세계 대부분의 지역에서 유병률이 5~10퍼센트에 달하는 매우 흔한 질환이다. 최근의 연구결과에 의해 천식의 원인이 많이 밝혀지고 있지만, 천식으로 인한 사망률은 줄어들지 않고 있다. 천식환자들의 기관지 점막에는 만성적으로 염증 반응이 발생하여 기관지가 정상적인 사람들에 비해 예민해져서, 여러 자극에 대하여 과민하게 반응한 결과 기관지가 좁아지기 쉽게 된다. 이렇게 기관지가 좁아지면 숨이 차고 좁아진 기관지를 공기가 통과하면서 쌕쌕거리는 소리가 들린다. 또한 기관지의 염증 때문에 끈적끈적한 가래가 많이 나오고 기침이 동반되는 경우가 흔하다. 개의 털이나 비듬도 천식 유발 물질인데, 집 밖에서 천식을 일으킬 수 있는 가장 흔한 항원은 꽃가루와 곰팡이이다.

　아토피 피부염은 만성적으로 재발하는 가려움증을 동반하는 피부염으로, 영유아기에 흔히 발생한다. 이러한 아토피 환자의 가족 중에는 아토피 천식, 알레르기 비염 같은 알레르기 질환이 있는 경우가 흔하다. 여기서 말하는 아토피란 집먼지진드기와 같은 흔한 항원에 대한 특이한 면역글로불린 항체를 비정상적으로 과다하게 생성하는 경향을 말한다. 아토피 피부염의 주된 증상은 가려움증, 피부건조증, 모공각화증, 만성태선화 등으로 다양한 부증상이 나타날 수 있다. 기타 요인으로서 환경이나 정서적 요인에 의하여 그 증상이 악화될 수 있다. 아토피 피부염의 발생 경로나 그 원인에 대해서는 아직까지도 확실하게 밝혀지지 않았지만, 소아환자의 약 30퍼센트에서는 음식물 알레르기가 그 원인의 하나로 알려져 있다.

아토피 피부염을 치료하기 위해서는 건조한 피부에 보습제를 사용하고, 피부염 치료를 위한 부신피질호르몬제 혹은 적절한 항히스타민제를 사용한다. 이러한 알레르기 질환을 치료하기 위한 가장 중요한 원칙은 알레르기 원인물질인 항원에 노출되는 것을 피하거나 원인 항원을 줄여 주는 것이다. 물론 실제로 원인물질을 알아낼지라도 그것을 완전히 없애는 것은 불가능한 경우도 많다.

알레르기의 원인은 외부에 있을 수도 있고 내부에 있을 수도 있는데, 우리가 관리하고 조절할 수 있는 것은 내부의 원인물질이다. 대표적인 내부 원인물질로는 집먼지진드기, 애완동물, 바퀴벌레, 곰팡이 등이 있으며, 외부 원인물질로는 꽃가루와 곰팡이, 대기오염 물질 등이 있다.

이러한 알레르기를 치료하기 위한 약물요법으로는 항히스타민제, 기관지확장제, 부신피질스테로이드제 등을 사용하고, 항원물질을 조금씩 투여하면서 면역반응을 변화시켜 알레르기 증상을 완화 혹은 완치하는 면역요법도 있다.

그런데 알레르기의 치료에도 효소가 도움을 줄 수 있다. 백혈구는 효소를 배출하여 항원을 분해한다. 1929년부터 리하르트 빌슈태터(Richard Willstatter) 박사에 의해 진행된 여러 실험에 따르면, 백혈구에는 8가지 서로 다른 아밀라아제, 프로테아제, 리파아제가 포함되어 있다는 것이 증명되었다. 그는 "백혈구가 몸 전체에 효소를 공급하는 역할을 한다"라고 말했다. 또한 인체에 광범위하게 존재하는 탄수화물분해효소는 히스타민의 분해를 촉진하고 도와 히스타민에 의한 알레르기 반응을 억제하는 효과를 지니고 있다.

10) 면역시스템과 세포

우리 몸의 면역체계에서 중요한 역할을 하는 세포는 백혈구이다. 백혈구 세포는 림프구, 대식세포 등으로 이루어져 있다.

이중에서 림프구(lymphocyte)는 무과립성 백혈구의 일종으로 면역기능에 관여한다. 무과립성 백혈구 중 가장 많은 수를 차지하며, 전체 백혈구 중에서도 30퍼센트를 차지한다. 림프구는 그 기능에 따라서 다시 T-세포(T-cell), B-세포(B-cell), 그리고 자연살해세포(natural killer cell, NK cell)로 구분한다. 이중에서 T-세포는, 보조 T-세포(helper T-cell), 세포독성 T-세포(killer T-cell), 억제 T-세포(suppressor T cell)로 이루어져 있다.

대식세포는 면역세포를 담당하는 세포 중의 하나이다. 온몸에 정착성이 있는 것이 대부분이나, 일부는 혈액 내에서 단핵구(單核球, 백혈구 가운데 가장 큰 것) 형태로 존재한다. 이 단핵구는 수지상세포나 대식세포로 분화할 수 있다. 대부분의 대식세포는 정착성을 가지며 몸 전체에 분포하는데, 대표적으로 먼지세포, 미세교세포(microglial cell), 쿠퍼세포(Kupffer's cell), 랑게르한스세포(Langerhans cell) 등이 있다.

이들은 항원이 침입하면 잡아먹거나 독소를 분비, 파괴하여 항원을 제거하며 림프구에 항원을 전달, 면역반응을 일으킨다. 혈중에 있는 단백구는 외부의 적이 상처로 침입하면 호중구(好中球, neutrophils, 과립백혈구)와 같이 혈관 밖으로 나가 대식세포로 분화하여 박테리아를 제거한다.

림프구의 일종인 T-세포는 흉선(thymus)이 그 생산을 돕는다는 의미에서 붙여진 이름이다. 한편 B-세포는, B-세포가 이동하여 성숙될 때까지의 과정을 진행하는 '활액랑(bursa)'이라는 작은 기관의 이름을 딴 것이다. T-세포와 B-세포는 림프구이지만 그 임무는 약간

다르다. 즉, T-세포는 특정 독소와 항원(면역반응을 일으키는 독소나 약물 등의 물질)을 인식하여 인체에 독소와 항원이 침입하면 공격한다. B-세포는 항원을 파괴하는 데 도움을 주는 단백질인 항체를 생산한다. 백혈구는 항원을 파괴하는 데 도움을 주고, 항원 및 다른 독소를 삼켜, 일부 혹은 전체를 분해시켜 인체가 그 물질을 제거하는 데 도움을 준다.

3부

●

실생활에 필요한 효소 정보

Enzyme, the Beginning of Health

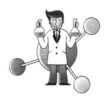

효소박사와
효소장인의

행복한
효소 이야기

1. 효소 복용을 위한 지침

소화관 속에서 음식물을 소화시키는 효소를 '**소화효소**'라고 한다. 효소는 생물체 내에서 화학반응을 촉진하는 단백질을 말하는데, 이중 소화효소는 소화관에서 음식물 속의 고분자 유기화합물을 저분자 유기화합물로 가수분해(加水分解)하는 효소를 말한다. 동물이 섭취한 음식물 속에는 분자량이 매우 큰 고분자 유기화합물들이 많은데, 이들은 큰 분자량으로 말미암아 소화관의 세포막을 통과하지 못한다. 따라서 이 물질들을 흡수하기 위해서는 분자량이 작은 저분자 물질로 분해해야 한다. 이 분해는 자연 상태에서는 그 속도가 매우 느려서 효소가 없이는 거의 분해되지 않은 채 배설된다.

일반적으로 효소에는 반응속도가 느린 화학반응을

촉진시켜 반응속도를 수천 배 또는 수만 배로 빠르게 하는 작용이 있는데, 소화효소도 마찬가지여서 음식물 속의 고분자 물질을 매우 빠른 속도로 저분자 물질로 분해하여 흡수하기 쉽게 만든다. 고분자 유기화합물이 저분자로 분해될 때에는 물 분자가 반드시 들어가므로 이 분해를 '**가수분해**'라고 한다. 따라서 소화효소는 소화관 속에서 고분자를 분해하는 '**가수분해 효소**'라고도 할 수 있다.

소화효소는 다른 효소와 마찬가지로 단백질이기 때문에 열에 대단히 약하다. 따라서 온도를 높이면 그 활성(活性)을 상실한다. 대개의 소화효소는 섭씨 50도 이상에서는 효소의 기능이 없어진다. 또, 활성은 산성도와도 크게 관련이 있는데, 대개의 효소는 pH 7 근처의 중성에서 활성이 가장 크다. 그러나 펩신과 같이 pH 2 정도의 산성에서 활성이 가장 큰 것도 있다.

생명 유지에 필요한 대부분의 효소는 우리 몸속에서 만들어지지만, 식품이나 의약품을 통해서도 공급받을 수 있다. 신선한 과일과 채소에 효소가 함유되어 있고 익히지 않은 곡식의 씨눈에도 효소가 존재한다. 과일

중 파파야와 파인애플 등에는 다른 과일보다 효소역가
가 보다 높게 나타난다. 이러한 것들로부터 효소를 추
출하여 식품, 건강식품, 건강기능식품이나 의약품으로
사용하기도 한다. 곡식의 씨눈에 효소가 존재하지만
익혀서 먹을 경우 효소는 활성을 잃는다. 따라서 효소
를 섭취하기 위해서는 **심하게 열을 가하지 않는 방식의
조리**가 필요하다.

또한 효소가 함유된 대표적인 식품으로는 **발효식품**
을 들 수 있다. 우유를 발효시킨 요구르트, 배추 등의
채소를 발효시킨 김치, 콩을 발효시킨 청국장(물론 이
경우 열을 가해 조리를 하면, 원래 생성된 효소는 그 기능
을 잃는다) 등이 있다. 돼지고기에는 새우젓이 궁합이
맞는다는 말이 있다. 새우젓 또한 발효식품인데 효소
를 함유하고 있어 돼지고기와 함께 먹을 경우 돼지고
기의 일부가 소화되어 속이 편안하게 됨으로, 그러한
이야기들이 나오게 된 게 아닌가 생각이 된다. 새우젓
에는 단백질을 분해하는 프로테아제가 함유되어 있다.

의약품 중에는 효소가 주성분인 제품들이 많은데,
크게 두 가지로 나눌 수 있다. 그 하나는 소화효소제이

고 다른 하나는 전문치료제이다. 소화제는 그 종류가 다양하고 제품의 수도 많은데 먹는 사람의 상태에 따라 적절한 선택을 하는 것이 필요하다. 왜냐하면 소화제에는 위산과다인 사람이 복용하는 제산제 위주의 소화제, 위장관 운동 촉진 성분이 주를 이루는 소화제, 효소가 주를 이루는 소화제가 있고 이 외에도 가스 제거 성분, 이담 성분 등의 다양한 성분이 소화제에 함유된 경우가 많기 때문이다.

효소가 함유된 치료제 중에 흔히 사용되고 우리가 알 수 있는 것에는 기관지염 등의 염증 치료를 위한 소염제, 뇌졸중 등의 혈액순환 장애의 치료에 사용하는 혈전용해제 등이 있다. 열을 가하여 조리한 음식, 그래서 효소가 결핍된 음식을 많이 먹는 현대인들은 효소를 보충하기 위해 신선한 과일이나 채소 등 **효소가 함유되어 있는 음식을 꾸준히 섭취하거나 또는 효소역가가 검증된 효소식품을 찾아 먹는 노력**이 필요하다.

2. 소화를 증진시키는 방법

효소가 풍부한 음식을 먹는다

효소가 함유되어 있는 음식은 익히지 않은 신선한 과일과 채소, 그리고 싹을 틔운 곡식과 씨앗이다. 이러한 음식에는 효소가 미량이나마 함유되어 있기 때문에 췌장에 부담을 주지 않고 음식의 소화에 도움을 줄 수 있다. 과일 중에는 배, 사과, 파인애플과 파파야 등이 다른 과일에 비해 효소를 많이 함유하고 있다.

췌장에 부담을 주는 음식을 피한다

밀가루, 고기, 우유 등은 소화시키는 데 부담을 많이 주고, 피자, 치즈버거, 치킨, 아이스크림, 핫도그 등도 소화에 부담을 준다. 소화에 부담을 주는 음식을 먹으면 췌장은 효소를 과하게 분비해야 되고 식사 후에 피곤함을 느끼게 된다.

잘게 간 음식을 먹는다

소화에 어려움을 겪는 사람이라면 음식을 갈아서 먹으면 부담이 적어진다. 과일이나 채소 또는 씨앗 등을 갈아서 먹으면 소화가 잘 되고 가스 차는 현상이 줄어들고 췌장에 부담을 덜 준다.

잘 만들어진 효소식품을 복용한다

효소를 식사 중에 복용하면 소화에 도움을 주고 공복에 복용하면 항염증 작용이나 세포 복원에 도움을 준다. 따라서 소화력도 안 좋고 건강도 안 좋은 사람은 식사 중에도 효소를 복용하고 공복에도 효소를 복용하는 것이 좋다.

3. 어떤 사람들이 효소를 필요로 하는가?

질병을 앓고 있는 사람들

질병을 앓고 있는 사람들은 신체 내의 효소의 소모가 정상인의 경우보다 훨씬 빠르게 나타난다. 치료의 목적으로 효소를 이용하는 것도 좋겠고, 저당증의 환자나 내분비샘의 질병을 앓고 있는 환자, 비만이나 식욕 감퇴, 그리고 스트레스와 연관된 질환을 겪고 있는 사람들에게도 적절한 효소를 공급함으로써 치료 효과를 기대할 수 있을 것이다.

운동선수들

운동선수들의 경우에도 적당한 효소를 섭취하여 신체 내 효소보유량을 높인다면 섭취하는 음식물의 이용을 극대화할 수 있을 것이다. 또한 운동 후의 통증과 붓기

를 완화시키는 데 프로테아제가 풍부한 효소식품을 섭
취하면 도움을 얻을 수 있다.

인스턴트식품을 많이 먹는 사람들

피자, 치즈버거, 베이컨, 감자튀김, 도넛, 초콜릿, 과자
등을 많이 먹으면 이를 소화하기 위해 췌장에서 소화
효소를 과량 분비해야 한다. 그러면 췌장에 부하가 많
이 걸려서 췌장의 과부하를 촉진한다. 결국 소화 장애
를 겪게 되며, 음식을 소화하기 위해 많은 에너지가 필
요하여, 음식을 먹은 후 피곤함을 느낀다. 따라서 이런
사람들에게는 효소를 보충해 주어야 한다.

카페인, 약, 알코올, 스트레스를 받는 사람들

이러한 물질들은 소화효소의 분비에 부정적으로 작용
한다. 따라서 건강을 유지하기 위해서는 효소를 보충
해 주어야 한다.

중년 이후

소화효소의 분비는 20대를 정점으로 하고, 40~50대를

지나면서 소화효소의 분비가 감소한다. 소화 관련 기능이 떨어지면서 활동력이 현저히 저하되지만 효소가 풍부한 음식을 먹고 소화효소를 보충한다면 영양분의 소화흡수를 촉진하여 육체적으로나 정신적으로 에너

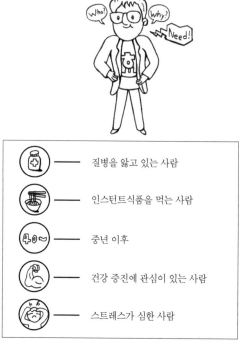

질병을 앓고 있는 사람

인스턴트식품을 먹는 사람

중년 이후

건강 증진에 관심이 있는 사람

스트레스가 심한 사람

〈그림 14〉 효소가 필요한 사람

효소는 건강의 시작

지를 다시 회복할 수 있다.

건강 유지 및 건강 증진을 필요로 하는 사람들

체내에 효소가 부족하면 음식물의 소화나 소화 관련 기능이 떨어지면서 활동력이 현저히 저하되고, 영양분의 보충이 더뎌진다. 그렇게 되면 피로의 회복이 지연되면서 만성피로감을 느끼게 된다. 그러므로 평상시에도 건강을 유지하고 건강을 증진시키고자 한다면, 체내 효소량이 부족해지지 않도록 효소가 풍부한 식품을 섭취해야 한다.

4. 현명한 효소 공급방법

그렇다면 현명한 효소 공급방법은 무엇인가? 우리는 이미 알게 모르게 효소를 외부로부터 섭취하고 있다. **신선한 과일과 채소**를 먹게 되면 그 안에 포함되어 있는 효소를 섭취하게 되는 것이다. 익히지 않으면 효소가 활성을 유지할 수 있기 때문이다. 과일과 채소 중에 효소가 함유되어 있는 것으로 파인애플, 파파야, 배, 무 등이 있다. 소화가 안 되어 속이 불편한 경우에 배나 무를 먹으면 효과가 있다.

또한 우리 민족은 예로부터 발효식품을 먹어 왔는데, 발효식품은 발효과정에서 미생물이 분비한 효소를 함유하고 있다. 김치, 요구르트, 청국장 등이 발효식품에 해당된다. 그런데 청국장의 경우, 찌개로 먹으면 효소활성을 잃기 때문에 생으로 먹든지 낮은 온도에서 건조한 제품을 먹는 것이 필요하다. 과일이나 채소, 곡물을 익히지 않고 저온에서 동결 건조하여 만든 제품으로, 생식이 이러한 효소의 중요성에 착안하여 가공한 식품 중의 하나라고 볼 수 있다.

하지만 이러한 식품만으로 효소를 보충하기에는 부족한 부분이 많다. 과일이나 생채소 등에 함유되어 있는 효소량이 너무나 제한적이고 적기 때문이다. 즉, 이러한 미미한 효소의 역가는 인체의 소화관이나 각 기관에서 활성을 나타낼 정도의 힘에는 미치지 못한다.

그러므로 사람이 섭취를 통해 기대하는 효과를 보기 위해서는 보다 **효소역가가 높은 식품**을 섭취해야 한다. 그 기준이 한국에서는 식품규격 중 **효소식품**으로 분류되어 있다. 발효가 되는 과정에서 높은 효소활성이 포함되어 있는 **발효효소가 50퍼센트 이상 포함**되어 있으면 효소식품으로 분류가 가능하다. 효소를 응용하여 체질 개선이나 각종 질환의 위험에서 벗어나기 위해서는 **높은 효소활성을 함유하고 있는 발효효소나 또는 농축된 효소를 포함하는 효소식품**을 먹는 것이 좋다. 효소의 농도가 높은 효소식품을 섭취하면 적은 양으로도 효과가 높게 나타나기 때문이다.

최근에는 **효소함유량이 풍부하게 함유되어 있는 곡류 발효효소 및 복합효소 제품**이 시중에 많이 출시되고 있다. 효소를 주원료로 제조된 효소식품이나 건강식품 또는 건강기능식품을 먹는 것이, 효소를 섭취할 수 있는 현명한 방법 중 하나이다.

그렇다면 우리 몸속에 존재하는 효소와, 우리가 식품의 형태로 외부로부터 보충해 주는 효소의 종류는 같을까? 이 질문에 답하기 위해서는 다양한 생물체에 대한 이해가 선행되어야 한다.

보통 생물이라 하면, 외부로부터 영양분을 섭취하여 성장하고 번식하는 존재를 의미한다. 즉, 미생물이나 식물, 동물이 이에 해당된다. 그러나 돌이나 흙 등은 무생물이라 한다. 이 경계선에 있는 것이 바이러스인데, 물론 생물의 범주에 넣기는 하지만 생물 중에 가장 하등한 종류라 칭할 수 있다. 왜냐하면 바이러스는 자기 스스로는 성장하거나 번식하지 못하고 사람이나 동물, 식물 등 다른 생물에 감염되어야만 그 생물체의 시스템을 이용하여 성장하고 번식할 수 있기 때문이다. 공교롭게도 바이러스는 다른 생물을 이용하여 자라면서 그 생물에 타격을 준다.

그런데 바이러스로부터 사람에 이르기까지 모든 생물은 효소의 활동이 기초가 되어 생명을 유지한다. 효소가 하는 일은 영양 성분의 분해 흡수, 몸의 구성 성분의 합성, 에너지 생성, 외부의 적으로부터의 몸의 보호 등 다양한데, 거의 모든 생명체에서 이런 기능은 필수적이고 그 메커니즘도 유사하다. 따라서 각각의 일을 수행하는 효소는 생물의 종류에 따라 완전히 다른 것이 아니고 아주 유사하다.

예를 들면, 사람의 소장에서 분비하는 아밀라아제와 바실러스균(혹은 납두균, Bacillus species)이 분비하는 아밀라아제는 그 기능이 동일하다. 따라서 사람이 바실러스균의 아밀라아제를 먹으면, 사람의 아밀라아제를 대신하여 전분을 분해하는 기능을 수행한다. 아밀라아제뿐만 아니라 외부의 많은 효소들이 우리 몸속의 효소를 대신해서 그 기능을 수행한다는 것은 이미 많은 임상과 생화학적 연구를 통해 확인되었다. 이처럼 생화학적으로 역할이 밝혀진 효소들은 일부에 지나지 않으며 아직도 많은 효소들에 대한 연구가 필요하다.

그렇지만 이미 밝혀진 효소들의 작용기작에 비추어 볼 때, 밝혀지지 않은 효소들도 유사한 방식으로 우리 몸의 효소를 대신할 수 있을 것으로 예상된다. 효소식품을 꾸준히 장기간 섭취하면 소화흡수도 증진하고 면역력을 높인다든가 혈액순환을 개선한다든가 하는 것은, 이미 많은 선진국에서는 공공연한 사실이다.

5. 효소요법 혹은 효소치료란 무엇인가?

사람뿐만 아니라 모든 생명체가 생명을 유지하고 활동하기 위해서는, 각종 영양소를 흡수하여 세포와 조직을 만들고 에너지를 만들며 외부로부터의 자극에 대해 자신의 몸을 지키는 면역반응을 한다. 그런데 이러한 일을 하기 위해서는 효소, 비타민, 미네랄, 호르몬, 신경계 등이 유기적으로 작용해야 한다.

몸속에서 일어나는 생명활동을 건축공사장의 상황과 견주어 설명을 해 보자. 우리 몸의 모든 상황을 판단하고 적합한 신호를 보내는 뇌는 공사를 총괄하는 현장소장에, 뇌의 신호를 몸의 각 조직에 전달하는 신경과 호르몬은 현장소장의 지시를 받아 일꾼들에게 전달하는 반장에 비유할 수 있다. 또한 우리 몸에서 일어나는 모든 생화학적인 작용에 관여하는 효소는 반장의 지시를 받아 벽돌을 쌓는 일꾼에, 일꾼의 일을 옆에서 도와주는 조수는 비타민과 미네랄에 해당된다.

여기서 벽돌에 해당되는 것은 단백질, 지방, 탄수화물 등의 영양소이다. 우리가 건강을 유지하기 위해서는 충분한 영양분을 흡수하고 몸속의 각 일꾼들이 일을 잘 해야 한다. 그러나 나이가 들거나 과로하게 되면, 호르몬이나 효소, 그리고 비타민과 미네랄이 우리 몸에 부족하게 된다. 이런 상황에서는 아무리 단백질, 지방, 탄수화물을 많이 흡수한다 해도 몸의 건강을 유지하기가 어렵다. 반면에 몸에 병이 발생한다 해도 호르몬이나 효소, 비타민과 미네랄을 보급하여 몸의 신진대사를 원활히 해 주면 병을 고칠 수 있다. 이처럼 '**효소요법**'이란, **효소를 우리 몸에 공급하여 질병을 예방하고 환자의 경우에는 질병의 치료를 앞당겨주는 대체요법**을 말한다.

효소치료(enzyme therapy)의 역사는 아주 오랜 옛날로 거슬러 올라간다. 중남미 인디언들은 예로부터 파파야와 파인애플 등의 과일과 잎을 사용하여 염증을 비롯한 다양한 질병을 치료해 왔다. 이 열대과일에는 효소가 함유되어 있다. 그리고 인류는 효소가 함유되어 있는 발효식품을 먹어 왔다. 예를 들면 우유를 발효시킨 요구르트, 콩을 발효시킨 청국장, 템페(tempeh, 인도네시아 등의 대두 발효식품), 낫토, 그리고 채소 발효식품인 김치 등이 그것이다.

그러나 현대적인 효소요법은 1900년도 초반 스코틀랜드의 발생학자이자 의사인 **존 비어드**(John Beard)에 의해 시작되었다. 그는 어린 송아지와 양의 췌장 추출물을 암환자의 정맥과 암조직에 직접 주사의 형태로 투여하였다. 췌장의 주된 기능은 효소를 합성하는 것이다. 그는 췌장 추출물에 의해 암의 크기가 줄어들고 암세포의 성장이 멈추는 것을 확인했으며, 암환자가 예상보다 더 오래 살고 삶의 질이 향상되었다는 사실을 목격했다.

그런데 존 비어드의 효소요법은 계속 이어지지 않았다. 존 비어드를 따라서 연구한 사람들은 신선한 추출물이 아닌, 몇 시간 또는 며칠을 경과한 췌장 추출물을 사용하거나, 나이든 동물의 췌장 추출물을 사용하여 존 비어드의 실험이 항상 재현되지 않았기 때문이다.

효소가 오래 방치되면 활성을 잃게 되고, 나이든 동물의 추출물에는 효소 함량이 적다는 사실을 당시에는 몰랐던 것이다. 효과가 있는 경우도 있었고 그렇지 않은 경우도 있었기 때문에 당시의 학자들에게는 큰 호응을 얻지 못했다.

같은 시기, 일본의 화학자인 **다카미네 조키치**(Jokichi Takamine)는 소화불량에 미생물 효소를 적용하여 효과를 보았다. 이후, 1930년대에는 미국의 내과의사 **포텐거**(Francis Pottenger)가 영양학 분야의 흥미로운 연구를 진행했다. 그는 10년간에 걸쳐 여러 집단의 고양이에게 익히거나 익히지 않은 먹이를 여러 배합으로 구성하여 투여하였다. 그 결과 익히지 않은 날음식만 먹인 고양이들은 퇴행성 질환에 걸리지 않고 다른 고양이들보다 더 오래 살았다. 그러나 익힌 음식만 먹은 고양이들은 관절염, 암, 알레르기, 골다공증, 그리고 간과 심장, 신장의 질환 등 퇴행성 질환 증상을 보였다. 더구나 2대에서는 이런 질환이 더 심각해졌고 3대에서는 이미 질병을 갖고 태어나는 새끼들도 있었으며, 4대째에는 이 실험이 중단되었는데, 생식력이 없어졌기 때문이다.

이를 통해 열에 약한 어떤 물질이 건강에 아주 중요하다는 결론을 내렸는데, 당시의 지식으로는 그것이 효소라는 것을 알지 못했다. 20세기 중반, 뉴욕에서 활동하던 의사 **막스 울프**(Max Wolf)와 **칼 란스버거**(Karl Ransberger)는 체계적인 효소요법의 유용성을 재발견하였고 여러 병중에 효소요법을 시행하였다. 그 과정에서 울프는 사람의 몸에서 효소가 아주 중요한 역할을 한다는 것을 알게 되었다. 울프는 여러 사람들과 함께 효소요법에 관한 연구를 지속하였다.

막스 울프의 친구이자 의학박사인 **프로인트**(Ernst Freund)는 건강한 사람의 혈액이 암세포를 죽이는 것을 발견하였다. 그는 건강한 사람의 혈액에는 암세포를 인식하여 죽이는 성분이 있는데, 암환자에게는 그 성분이 부족하든지 없을 것이라 가정하였다. 울프는 **베니테즈**(Helen Benitez)와 함께한 연구를 통해 암환자의 혈액에 효소를 공급하면, 암과 싸우는 것을 도와주게 된다는 것을 확인했다. 이런 효과는 여러 가지 식물과 동물로부터 얻은 효소를 복합처방하면서 발견하게 되었다.

울프는 동물실험을 통해 염증과 퇴행성 질환, 암 등의 질병에 효과적인 효소들을 찾아냈고 효소요법이 안전하다는 것을 확인했다. 또한 효소가 부족하면 사람이 빨리 늙는다고 생각하여, 1960년 나이 든 많은 사람들에게 복합효소요법을 시도했다. 또한 체중 조절과 배변의 조절이 중요하다고 생각하여 이를 위한 식이요법을 시행했다. 생선과 신선한 과일과 채소의 섭취는 늘리고 동물성 지방은 줄이며, 효소의 결핍을 가져오는 흡연과 과도한 커피의 섭취를 중단하게 했다. 더불어 효소의 작용에 중요하다고 알려진 비타민과 미네랄을 균형 있게 공급하였다. 그 결과 이와 같은 조치가 혈관질환, 림프종, 대상포진, 상처, 염증질환에 효과가 좋다는 것을 확인하였다.

효소요법의 발전에 공로가 큰 또 다른 사람은 미국의 의사 **하웰**이다. 그는 우리 몸이 효소를 만들기 때문에 성장하고 병을 막아 내지만, 나이가 들면서 효소보유량이 줄어들어 비만과 갑작스런 건강상의 문제를 유발하고 만성질환에 시달리게 되는 것이라고 믿었다.

따라서 신선한 과일과 채소, 싹틔운 씨앗(sprout), 발효 곡물 등 효소가 함유되어 있는 음식과 효소제품을 공급하면 효소의 고갈로 인한 질병을 예방할 수 있다고 주장했다.

지금도 미국과 독일 등의 많은 의과대학과 병원에서는 효소요법을 연구하고 있다. 그 결과 류머티즘 관절염, 결핵성 피부염 등의 자가면역질환의 치료에 돌파구를 마련하기도 했다. 즉, 이 분야에서는 정통의학을 앞질러 효소요법이 더 유용하게 활용되고 있다. 그리고 암과 같은 질병의 치료에 보조요법으로 효소가 쓰이고 있고 또한 건강한 사람이라고 해도 건강의 지속적인 유지와 노화의 지연을 위해 효소를 복용하는 것이 일반화되어 있다. 우리나라에서 특별한 질병이 없어도 피로 회복이나 건강을 위해 비타민제를 복용하는 것과 같이 미국이나 캐나다, 그리고 독일 등지에서는 비타민, 미네랄 이외에도 효소를 일상적으로 복용하고 있다.

6. 한국에서 시행되는 효소요법

효소요법이라는 말이 매우 생소할 수도 있지만, 사실 우리는 이미 효소요법을 경험하고 있다. 엄밀히 말해, 소화불량으로 배가 아플 때 먹는 소화제 처방도 효소요법 중의 하나이다. 소화제 중에 효소가 함유되어 있는 경우가 많고 실제로 효소가 소화흡수를 높여 배가 아픈 증상을 줄여 주고 있다. 또한 뇌혈관이 막힌 뇌졸중 환자에게 유로키나아제라는 효소를 주사로 투여하고 있다. 효소를 이용하여 뇌혈관을 뚫어 주기 위한 조치이다. 그리고 염증이 생겼을 때 먹는 약 중에는 브로멜라인(파인애플 추출물 효소)이나 파파인(파파야 추출물 효소)이라는 효소가 포함되어 있는 소염제를 처방하는 경우가 많다. 이 효소를 복용하면 장에서 흡수되어 염증이 있는 조직으로 이동하여 염증을 줄여 주는 역할을 하기 때문이다.

 이와 같이 몇몇의 효소요법의 예를 들어 보았는데,
우리나라에서는 아직 독일이나 미국에서처럼 효소요
법이 일반화되어 있지는 않다. 즉, 한국에서는 근본적
인 체질 개선을 통한 건강 증진의 도모라든지, 치료의
효과를 극대화하고 기존 치료의 부작용을 줄이기 위한

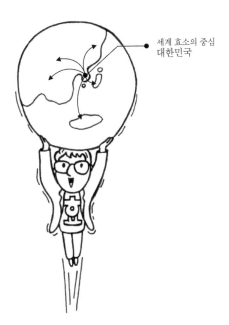

세계 효소의 중심
대한민국

〈그림 15〉 우리나라 효소의 세계화

보조요법으로는 아직 활성화되지 않았으며, 아직 초기 단계에 머물러 있다고 할 수 있다.

7. 왜 효소요법이 필요한가?

선천적으로 특정 효소가 결핍된 상태로 태어나는 경우도 있지만, 대체로 어렸을 때나 청소년기에는 우리 몸속에 효소보유량이 풍부하다. 소화효소의 분비도 충분하여 십대 시절의 청소년들의 경우에는 밥을 두 공기 이상 먹어도 배탈이 나는 경우가 드물다. 그러나 노인이 그렇게 많은 음식을 먹는다면 소화흡수에 어려움을 겪는 경우가 더 많을 것이다. 또한 혈액순환이나 면역과 관련한 효소량도 풍부하여 청소년기에는 중풍 등의 혈액순환 관련 질병도 거의 없고 감기 등의 병에 걸려도 노인들보다 빨리 낫는다. 그러나 **나이가 들면 효소의 함유량은 급격히 줄어들어 몸의 신진대사가 월등히 떨어진다.**

실제로 조사한 바에 의하면, 침 속의 효소가 60대에

는 20대에 비해 30분의 1 정도라고 한다. 이와 같이 효소가 부족한 상태에서는 병에 걸렸을 때 약을 처방해도 제대로 듣지를 않는다. 즉 나이가 마흔이 넘어가면 몸속의 효소보유량이 줄어들면서, 젊었을 때 없었던 갖가지 퇴행성 질병이 생기고 약을 먹어도 잘 듣지 않는 만성질환에 시달리게 된다. 만성질환을 다스리기 위해서는 항상 약을 먹어야 하는데, 대부분의 약은 화학적으로 합성한 것이어서 부작용이 있는 경우가 많다. 약이 작용한 후 분해 배출되어야 하는데 분해가 어려워 몸의 각 기관 특히, 위장관과 간, 신장을 나쁘게 하든지 혈액순환과 면역계에 영향을 미쳐 이차적인 병을 유발하는 악순환을 겪게 된다.

이렇게 되면 몇 가지 질병에 해당하는 약을 한 주먹씩이나 먹는 기현상을 낳게 된다. 그렇기 때문에 효소를 보충하여 몸의 신진대사를 원활히 함으로써 자연적인 회생력을 높여 주는 것이 질병 치유의 근원책이 될 수 있다.

*

효소 없이는 삶 자체가 불가능하다. 식물도 동물도

사람도 효소 없이는 존재하지 못한다. 우리 몸속에는 수없이 많은 종류의 효소가 작용하여 생명을 유지하고 있다. 음식물의 소화흡수, 몸을 구성하는 성분의 합성, 병원균 또는 암세포를 공격하는 면역, 혈액의 원활한 순환, 해로운 물질의 해독 등의 구체적인 작용에 효소가 참여한다. 우리에게 필요한 대부분의 효소를 우리 몸속에서 만들기는 하지만, 나이가 들어감에 따라 효소의 분비량이 줄고, 또한 여러 가공과정으로 인해 효소가 결핍된 음식을 먹는 현대인의 식사습관은 우리 몸의 효소보유량을 점점 줄어들게 한다. 효소를 섭취하기 위해 효소가 풍부한 음식물을 먹거나 효소제를 복용할 수 있는데, 효소 보충에 따른 기대 효과는 아주 다양하다.

우리의 면역체계는 외부로부터 들어오는 독소나 여러 유해한 단백질에 대항하여 항체를 생성하거나 직접 이러한 물질을 제거하기도 한다. 알레르기를 일으키는 물질과 박테리아 또는 독소들은 우리가 음식물을 섭취하는 과정이나 호흡기를 통해 우리 몸속으로 들어온다. 하지만 이러한 것들은 효소를 통해 제거할 수 있다. 날음식이나 효소를 직접 섭취하는 방식으로 신체 내의 효소보유량을 높인다면 유해 물질로부터 우리의 신체를 안전하게 보호할 수 있다.

질병을 앓는 사람들은 신체 내 효소의 소모가 정상인보다 훨씬 빠르게 나타난다. 따라서 환자들에게 효소를 보충하는 것은 질병 치료에 도움이 된다. 우리 몸이 질병을 앓고 있거나, 유해한 물질을 해독할 경우, 혹은 음식물의 소화를 하고 있을 경우 우리 신체 내의 방어기작으로 효소의 가짓수가 늘어나고 활성도 높아지는 것은 자연스러운 일이다. 우리가 보유한 효소 수가 많으면 많을수록 우리의 면역체계는 강화되고, 신체가 더욱 건강해진다는 것은 더 말할 나위도 없다.

마무리하며

정신과 육체의 왕성한 에너지는 개인적으로나 사회적으로 성공하기 위한 기본 요소 중의 하나이다. 그런데 우리 몸에 에너지가 생성되기 위해서는 적절한 양의 효소의 생성이 중요하다. 왜냐하면 왕성하게 일을 하기 위해서는 그만큼의 음식을 섭취해야 하고 또한 섭취한 음식을 충분히 소화흡수해야 하는데, 이를 위해서는 효소가 충분히 생성되어야 하기 때문이다.

우리의 뇌는 몸의 에너지의 20퍼센트 내외를 사용한다고 알려져 있다. 정신노동을 잘 수행하기 위해서도 지적인 능력뿐만이 아니라 건강한 소화력이 있어서 충분한 에너지가 공급되어야 한다. 따라서 소화효소를 많이 분비하는 것은 우리가 음식을 어떻게 요리해서 먹는가보다 중요하다. 사실 소화효소는 인생을 활기 있게 살기 위한 필수조건이다. 인생을 활기 있게 산다는 것은 육체적으로 힘이 있고 정신은 맑게 살며, 병에 걸렸을 때 빨리 회복하는 것 등을 들 수 있다. 이것은 부분적으로 소화효소를 풍부하게 분비하는 것과 관련이 있다.

소화효소가 풍부하면 힘이 넘치고 일을 잘할 수 있고, 일을 하면서 피곤함을 덜 느끼고, 다양한 음식을 잘 먹을 수 있다. 소화효소가 부족하면 배에 가스가 차고 자주 배가 아프고 설사를 하기도 한다. 그리고 쉽게 피곤함을 느끼고 일을 왕성하게 할 수가 없기 때문에 사업적으로나 개인적으로 성공적인 삶을 살아가는 데 장애가 된다.

소화효소의 분비는 어렸을 때 가장 많고 40~50대를 지나면서 감소한다. 소화효소의 한 종류인 아밀라아제의 경우 입에서 분비되는 침에 포함되어 있는데, 그 양은 노령층보다 젊은 층에서 30배나 많게 조사되었다. 나이가 듦에 따라 소화효소의 분비가 감소할 뿐만 아니라 소화와 관련된 다른 기능들도 감소한다. 장운동이 줄어들고 위장에서 염산의 분비도 줄어든다. 미국에서 60세 이상 가운데 30퍼센트가 위장에서 염산의 분비가 거의 없는 상태에 있음이 밝혀졌다. 소화 관련

기능이 떨어지면서 활동력이 현저히 저하되지만, 효소가 풍부한 음식을 먹고 소화효소를 보충한다면 영양분의 소화흡수를 촉진하여 육체적으로나 정신적으로 에너지를 다시 회복할 수 있을 것이다.

효소식품을 응용하여 건강을 유지하고, 질병을 사전에 예방한다는 것은 이미 오랜 역사 속에 함께 이어져오고 있었으며, 특히 의약품에서 그 빛을 먼저 발산해왔다고 해도 과언이 아니다. 각각의 효소에 대한 작용기작 등에 대해서는 밝혀진 것도 많지만, 임상 및 생화학적인 연구는 20세기 말부터 본격화되었다고 볼 수있다. 그 결과 파인애플 추출효소인 브로멜라인과 파파야 추출효소인 파파인, 그리고 바실러스균이 분비한나토키나아제 등의 기작은 명백하게 밝혀져 있다. 그러나 이것은 수많은 효소들의 한 부분에 불과하다.

그러한 점에서 가장 합리적이고 효과적이라고 판단할 수 있는 효소식품의 경우에는 복합효소요법을 시행하는 것을 추천한다. 즉 소화효소, 기능성 효소, 발효균, 발효추출물 등이 과학적인 비율로 조성되고 함유된 효소식품을 먹는 것이 좋다. 최근에 한국에서 발효되어 제조되고 있는 '**복합곡류발효효소**' 등이 좋은 예라고 하겠다. 효소요법을 이용하여 특정 질병의 증상을 없애는 것도 가능하고 기존 치료의 효과를 돕는 보조수단으로서 활용하는 것도 바람직하다. 약의 흡수를 증대하고 치료의 부작용을 줄이고 치료효과를 높이는 보조요법으로 아주 석합하며 추천할 만하다.

마지막으로 하고 싶은 말은, 목마르면 물을 마셔야지 물의 물리화학적 특징을 공부하는 데 머물러서는 안 된다는 것이다. 마찬가지로 효소 연구를 많이 하는 것보다는 주변에서 구할 수 있는 효소를 섭취하면서 신체의 변화를 느껴 보라는 것이다. 진정 현명한 사람은 백 가지 지식을 외우는 것보다 한 가지 지식을 실천하는 사람이다.

찾아보기